DISFUNCIÓN ERÉCTIL

¡Basta de complejos!

© Adolfo Pérez Agustí (2017)

ISBN: 978-84-96319-66-0

ediciones masters@gmail.com

DISFUNCIÓN ERÉCTIL

¡Basta de complejos!

SOBRE EL AUTOR: Adolfo Pérez Agustí

NATURÓPATA DIPLOMADO

DIPLOMADO EN HERBODIETÉTICA

DIPLOMADO EN NUTRICIÓN ORTOMOLECULAR

DIPLOMADO EN PREPARACIÓN FÍSICA

PROFESOR DE NATUROPATÍA Y NUTRICIÓN

PROFESOR DE ENFERMERÍA, GERIATRÍA Y EDUCACIÓN INFANTIL

PROFESOR EN LA CRUZ ROJA ESPAÑOLA

MÉDICO DOCTO por la Confederación Internacional de Medicinas Ancestrales

Ha publicado más de 300 libros que están a la venta en Amazon.com y algunos de sus intervenciones editadas en Youtube superan el millón de visitas.

Quien quiera ponerse contacto, puede hacerlo a este email:

ediciones masters@gmail.com

Es el terror de los varones y una de las pocas enfermedades que no se confiesan en público, como si de la peste se tratase. Acomplejados y recordando con nostalgia intensa años atrás, en los cuales todo funcionaba según los requerimientos y durante los cuales la "potencia viril" era una muestra de seguridad, de hombría y cuando no de superioridad, muchos varones creen que su época de esplendor ha terminado. Un día descubren que algo comienza a fallar, que ya no basta con el deseo, ni con tener una pareja dispuesta. "Eso", lo que está en la entrepierna, va por libre, no obedece, y ni siquiera la paciencia y la comprensión de la pareja pueden restablecer todo a la normalidad. La disfunción eréctil, la impotencia sexual, se ha instaurado para quedarse. ¿O quizá no?

Hagámonos estas preguntas: ¿La disfunción eréctil es una de las manifestaciones del envejecimiento? ¿Es consecuencia de una mala vida anterior? ¿Se debe a una enfermedad? ¿Es todo cuestión mental? Bueno, hay mucho de estas cuestiones, pero en este libro el optimismo impera y lo que ahora está abajo, mañana estará arriba; una simple ley natural. A lo mejor tendrá que cambiar algo en su vida y relaciones, pero nada que no se pueda hacer. Además, le indicaremos multitud de remedios naturales que la naturaleza ha puesto a nuestro alcance pues, a fin de cuentas, la especie debe perdurar y para ello es necesario que chico-chica (o quienes sean), estén en buena forma.

CAPITULO 1

LOS ÓRGANOS GENITALES MASCULINOS

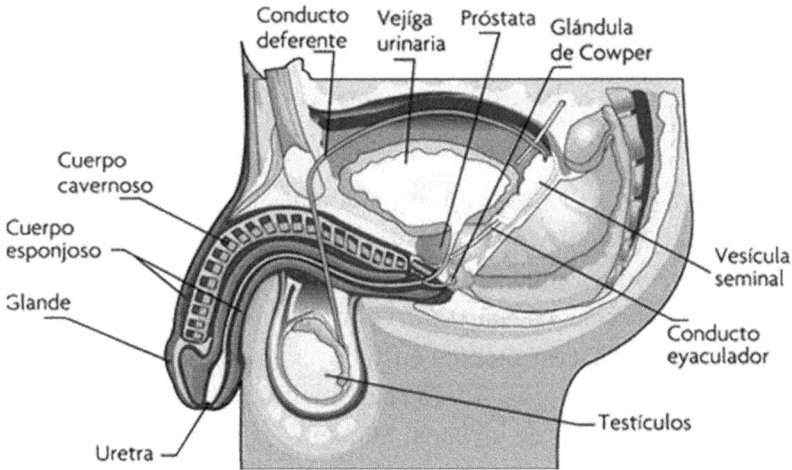

Conducto deferente Vejíga urinaria Próstata Glándula de Cowper

Cuerpo cavernoso

Cuerpo esponjoso

Glande

Vesícula seminal

Conducto eyaculador

Testículos

Uretra

Los atributos varoniles se componen básicamente de los testículos, el conducto deferente, la vesícula seminal, el pene, el escroto y la próstata.

Los testículos están situados dentro de una bolsa denominada escroto, la cual tiene un departamento para cada testículo. Su forma es ovalada, de consistencia elástica, un peso entre 12 y 18 gramos, y una longitud entre los 30 y los 50 cm. Al igual que luego veremos con el pene, estas medidas son un término medio, no queriendo decir que por arriba o por abajo sean consideradas anormales. Todas son normales mientras cumplan la misión para los que fueron creados.

En su interior y protegidos por un tejido fibroso, se encuentran los espermatozoides, los cuales penetran en el canal que une los testículos con las vesículas seminales, o glándulas seminales, productoras del 60 % del volumen del líquido seminal que les ayudarán a nutrirse y adquirir movilidad. Están situadas en la excavación pélvica, detrás de la vejiga urinaria, delante del recto y por encima de la base de la próstata, con la que están unidas por su extremo inferior.

El conducto eyaculador, está formado por el conducto excretor de la vesícula seminal y el conducto deferente (por donde pasan los espermatozoides), que desemboca en la uretra prostática. La vesícula seminal, es un reservorio de una longitud de 5-6 centímetros. Posteriormente, en la eyaculación, todo pasa a la uretra, con sus largos 15-18 centímetros, y es expulsado al exterior o al interior de un canal humano.

En estado de erección, el pene promedio mide de 10 a 16 cm de longitud, con un diámetro medio de 4 cm y alrededor de 10 a 11 cm de circunferencia.

Estando en estado de flaccidez, no será lo mismo medir el pene en ambientes templados o cálidos, que en ambientes húmedos y fríos. Los tejidos genitales tienden a encogerse con el frío, y a dilatarse con el calor.

El pene tiene como parte final el glande, en cuyo extremo está el meato urinario, estando envuelto por el prepucio, una piel que está limitada en su movimiento por el frenillo. Para lograr entrar en erección dispone del cuerpo esponjoso y los cuerpos cavernosos que permiten que la sangre llene las numerosas y pequeñas cavidades.

Para conseguir que los espermatozoides dispongan del medio nutritivo adecuado que les asegure la gran movilidad que necesitan, están la próstata y las glándulas de Cowper. Estas glándulas exocrinas del sistema reproductor masculino humano son homólogas a las glándulas de Bartolino de la mujer. Se encuentran debajo de la próstata y su función es secretar un líquido alcalino que lubrica y neutraliza la acidez de la uretra, antes del paso del semen en la eyaculación. Este líquido, llamado líquido de Cowper, puede contener espermatozoides (generalmente arrastrados), y que son absolutamente inviables, toda vez que proceden de eyaculaciones anteriores y tienen muy escasa o nula movilidad, además de no contar con los nutrientes del resto del fluido seminal.

Por término medio, en el momento del clímax se expulsan entre 1 y 5 cm3 de líquido, el cual contiene casi 300 millones de espermatozoides, aunque las pruebas actuales nos dicen que la cosa no es tan grande y algún científico exageró las cifras. Además, estas cifras tienen unas variaciones enormes dependiendo de la edad, la frecuencia del orgasmo, la calidad de vida y el volumen de esperma. Lo importante, en cuanto a fecundidad, es que el varón sea capaz de engendrar una nueva vida y para ello basta con un sólo espermatozoide.

Parece ser que el mecanismo fisiológico por el cual se produce la eyaculación masculina se debe al roce del glande del pene contra las paredes de la vagina (u otro orificio o manipulación), lo cual hace que las paredes musculares de las vesículas seminales se contraigan y viertan su contenido en la uretra, en donde se unen al líquido prostático y de allí salen al exterior, ayudados por diversos centros nerviosos situados en la región sacra y lumbar. La excitación de estos nervios depende de muchos factores, entre ellos la imaginación, el amor, el morbo, las caricias y las posiciones o técnicas adoptadas.

Una vez que los espermatozoides se encuentran en el canal vaginal comienzan una carrera desenfrenada por alcanzar el preciado trofeo: un óvulo ansioso de ser penetrado. Con una velocidad de casi 4 mm por minuto (vertiginosa para sus dimensiones), pueden recorrer en poco más de una hora los 16 centímetros que le separan del orificio tubárico y en menos tiempo si el medio es ligeramente alcalino. Su movilidad y poder fertilizante lo conservan durante casi dos días, aunque solamente uno de ellos logrará la fecundación y para ello deberá romper la membrana protectora que envuelve al óvulo, la cual se cerrará detrás de sí para impedir nuevas entradas.

CAPÍTULO 2

HORMONAS QUE AFECTAN A LA SEXUALIDAD DEL VARÓN

La función hormonal es clave para las disfunciones no atribuibles a causas psicológicas. Por eso, resulta imprescindible hacerse un análisis hormonal completo antes de evaluar las causas de la enfermedad. Las deficiencias en este sentido afectarán mucho más a las personas jóvenes, especialmente cuando se está desarrollando el aparato reproductor, que a las personas de alta edad, en los cuales los niveles hormonales, aunque importantes, no son tan decisivos. En los jóvenes, si se instaura un tratamiento médico precoz, las posibilidades de curación son muy altas.

ESTROGENOS

Estradiol. Una parte se forma a partir de la testosterona. En el hombre se produce en los testículos y su función es prevenir la apoptosis de las células de esperma.

GONADOTROPINAS

Son hormonas segregadas por la parte anterior de la hipófisis.

Las gonadotropinas (GN) folículo estimulante (FSH) y lúteo estimulante (LH), son hormonas encargadas de conectar el hipotálamo con las gónadas y regular los ciclos sexuales.

FSH (hormona folículo estimulante)

Estimula la producción de espermatozoides y esperma. Una vez secretada, produce aumento de la secreción de sustancias espermatogénicas. Cuando los túbulos no producen espermatozoides, la secreción de FSH aumenta. Cuando la espermatogénesis es muy rápida la secreción de FSH disminuye.

LH (hormona luteinizante)

Bioquímicamente, la LH produce en primer lugar aumento de pregnenolona y secundariamente de testosterona (células de Leydig) y estradiol, vía progesterona. Es un factor antienvejecimiento.

En el hipogonadismo primario (es decir, la disfunción gonadal), los niveles de hormona luteinizante y foliculoestimulante (FSH) están adecuadamente elevados en respuesta a un bajo nivel de andrógenos.

HCG (gonadotropina coriónica humana)

Estimula la producción de testosterona y favorece el desarrollo del pene y los testículos.

Prolactina

La prolactina sérica elevada afecta el funcionamiento sexual. En una serie de 51 hombres con hiperprolactinemia con controles de la misma edad, el 97% versus el 14% de estos hombres, experimentaron una reducción en las erecciones nocturnas. Además, el número de erecciones nocturnas se correlacionó con el nivel de prolactina sérica.

PREGNENOLONA

Se obtiene a partir del metabolismo del colesterol, presentando un potencial muy variado como precursor de numerosas e importantes hormonas naturales. La Pregnenolona es la sustancia básica para la producción de hormonas sexuales (estrógeno, testosterona), las hormonas del estrés (cortisona, cortisol) y de la DHEA. Teniendo en cuenta que la cantidad de Pregnenolona producida por el organismo desciende con la edad, las funciones metabólicas que dependen de hormonas esteroideas se verán de la misma forma reducidas. El aporte regular de un complemento de Pregnenolona puede reactivar las funciones metabólicas, tener efectos positivos sobre numerosas enfermedades, y proteger contra el envejecimiento debido a la edad. Por eso, la Pregnenolona está considerada –igual que la DHEA– una hormona antienvejecimiento.

Se utiliza, además, en:

Enfermedades inflamatorias de las articulaciones (artritis).

Cansancio crónico, estrés y agotamiento

Depresiones, estados de ansiedad e insomnio.

Memoria. Protege contra los problemas de la función cerebral y de las demencias asociadas con la edad, como por ejemplo la enfermedad de Alzheimer. Las personas jóvenes y las personas sanas también pueden sacar provecho de las virtudes estimulantes de la Pregnenolona a nivel de rendimiento cerebral.

Se recomienda un tratamiento con Pregnenolona a todos los diabéticos de más de cuarenta años, a veces conviene administrarla a pacientes más jóvenes y a pacientes que sufren diabetes juvenil. Varios ensayos han probado que la Pregnenolona renueva las células beta del páncreas y puede ser así eficaz contra la diabetes.

La Pregnenolona (con o sin DHEA) puede ser igualmente utilizada de manera óptima en colaboración con la melatonina. Activa la energía y la capacidad de rendimiento durante el día, garantizando la regeneración de la energía durante la fase de reposo nocturno. Las dos hormonas garantizan el equilibrio energético, la resistencia al estrés y la regeneración. Éstas aumentan la resistencia a las perturbaciones de la salud en todos los sistemas del organismo, hasta bien entrada la edad madura.

ANDRÓGENOS

Las glándulas suprarrenales producen androstendiona, testosterona y DHEA.

Aumentan con la secreción de la hormona luteinizante (LH), corticotropina (ACTH) y endorfinas.

Androstenediona

Se produce a partir de la DHEA, principalmente en la capa reticular de la corteza suprarrenal, y en menor medida en las células de Leydig en los testículos. Es precursora de la testosterona y estrógenos.

Androstenediol

Metabolito esteroide que se considera el principal regulador de la secreción de gonadotropinas.

Androsterona

Intermediaria en la síntesis de andrógenos, es una sustancia producida de forma natural por el hombre que se metaboliza con el cuerpo produciendo esteroides. Es considerada un anabolizante.

Dihidrotestosterona

Hormona elaborada con la testosterona de la próstata, los testículos y ciertos otros tejidos. Su exceso ocasiona alopecia e hiperplasia prostática.

DHEA Dihidroepiandrosterona

Es un precursora de los andrógenos y estrógenos.

Entre otras muchas utilidades, se sabe que es eficaz en la prevención del envejecimiento y como estimulante sexual.

Esta hormona esteroide está producida por el colesterol en la corteza suprarrenal y disminuye a partir de los 20 años de vida, desapareciendo totalmente en las personas envejecidas prematuramente.

Se le considera el factor antienvejecimiento orgánico más importante.

Esta hormona fue aislada por el médico alemán Adolf Buternandt en 1931 en la orina humana, pero tuvieron que pasar veinte años para que gracias al trabajo de los investigadores Mijeon y Plager se encontrara en la sangre y se detectara su origen en las glándulas suprarrenales. En ese mismo año se confirma que los niveles de esta hormona disminuyen tanto en la mujer como en el hombre a medida que se envejece y se estudian los resultados de la administración de esta sustancia, tanto por vía oral como por inyección intravenosa.

Realmente se trata de una hormona endógena que actúa como precursora de las hormonas sexuales masculinas y femeninas, precisamente aquellas que comienzan a disminuir después de los 30 años, siendo más baja en algunas personas con anorexia, enfermedades renales en etapa terminal, diabetes tipo 2, SIDA, insuficiencia suprarrenal y en pacientes gravemente enfermos.

Los niveles de DHEA también se pueden reducir de forma drástica por un determinado tipo de drogas, entre las que se incluyen la insulina, los corticosteroides, los opiáceos y el danazol (esteroide derivado de la testosterona).

La podemos encontrar también con el nombre de androstenediona, dehidroepiandrosterona, DHAS, clenbuterol, metiltestosterona, nandrolona y oxandrolona, siendo sintetizada a partir de la *diosgenina* presente en el extracto de Ñame silvestre.

Sus efectos a corto plazo son notorios, mejorando la vitalidad y bienestar, fortaleciendo el sistema inmunológico, reduciendo los malestares de la menopausia y andropausia, y ayudando con la prevención de osteoporosis, así como la mejora de las funciones neurológicas, memoria, y la calidad del ciclo de sueño.

A largo plazo encontramos mejoras en la respuesta positiva contra el cáncer, a las enfermedades cardiovasculares, a la diabetes, a la obesidad, al lupus eritematoso sistémico, y al Alzheimer. Otros estudios clínicos realizados en la universidad de California en San Diego, indican que incrementa la masa y fuerza muscular. El mismo estudio demostró que las personas que recibían este tipo de tratamiento presentaban una sensación física y psíquica de bienestar. La dosis diaria recomendada es de 25 a 50 mg en una toma por la mañana.

Se empleará con preferencia en:

Disfunción eréctil y disminución de la libido en hombres y mujeres.

Trastornos de ovulación y menopausia acompañada de dolor vaginal, osteoporosis, oleadas de calor, alteraciones emocionales como fatiga, irritabilidad, ansiedad, depresión, insomnio, dificultades de concentración y memoria o una disminución en el apetito sexual.

Esquizofrenia, así como síntomas de ansiedad y síntomas depresivos y negativos que la acompañan.

Síndrome de Sjogren (ojos secos).

En forma tópica para combatir el envejecimiento de la piel.

Anti-envejecimiento y longevidad.

Aumento de energía y vigor.

Preserva la masa muscular e incrementa el funcionamiento atlético.

Mejora el equilibrio de la insulina (enfermos de diabetes).

Mejora el estado y la densidad de los huesos (enfermos de osteoporosis).

Desarrolla la memoria y el sistema cognitivo.

Combate enfermedades de tipo degenerativo como el Alzheimer y el Parkinson.

Puede mejorar el bienestar, la calidad de vida, la capacidad en los ejercicios, y el nivel hormonal en personas con función adrenal insuficiente (enfermedad de Addison).

Depresiones.

La mayoría de los ensayos clínicos que investigan el efecto de la DHEA en la pérdida de peso o grasa apoyan su uso para este propósito.

Lupus sistémico eritematoso

Investigaciones iniciales recomiendan el uso de DHEA por vía intravaginal para promover la regresión de las lesiones cancerosas en el cuello del útero.

Fatiga crónica.

Enfermedades terminales.

Enfermedad de Crohn

Demencia

Insuficiencia cardiaca

VIH/SIDA

Precauciones

Esta hormona se puede recetar a varones que se hayan sometido previamente a controles de próstata, y a mujeres en periodos menopáusicos, aunque está contraindicada en casos de cáncer o predisposición.

En medicina deportiva se considera sustancia doping.

TESTOSTERONA

La testosterona es una hormona esteroidal producida por las células de Leydig localizadas en las gónadas masculinas (testículos) y femeninas (ovarios). Debido a su estructura molecular, pertenece al grupo de hormonas andrógenas que también incluyen la dihidrotestosterona (DHT), dehidroepiandrosterona (DHEA), androstenediona, y androstenodiol.

En los hombres, se producen aproximadamente entre 6-9 mg de testosterona al día, siendo los niveles que oscilarán en el torrente sanguíneo de 300 a 1000 ng/dl. La producción hormonal en la mujer es muchísimo más baja, casi 15-20 veces, encontrándose niveles en la sangre en torno a 25-90 ng/dl. La conversión del colesterol a la hormona pregnenolona, resulta ser un proceso limitador en la obtención de testosterona. Esta hormona se podrá convertir en DHEA o progesterona, antes de ser degradada paulatinamente hasta convertirse en testosterona.

Una vez que se ha obtenido la testosterona y es lanzada al torrente sanguíneo, el 96-98% se une con proteínas transportadoras, como son la albúmina y globulina. De este modo se consigue que la testosterona total no sufra degradación en el hígado o riñones, además de servir como posible depósito para paliar fluctuaciones de la hormona en plasma.

La cantidad de testosterona que no se ha unido a las proteínas, se denomina testosterona libre y es la fracción biológicamente activa de la hormona, es decir, la que finalmente llegará hasta los tejidos donde se fraguarán los consiguientes cambios fisiológicos (algunos de ellos sobre la masa muscular). Los suplementos potenciadores de la testosterona funcionan reduciendo la capacidad de unión de estas proteínas, para que se obtenga como resultado un mayor porcentaje de testosterona libre que pueda producir interacción con los tejidos.

Las propiedades de la testosterona para la salud se refieren, entre otras, a: mantener un alto ratio de masa muscular frente al porcentaje graso, densidad de los huesos, y apetito sexual.

La disminución en varones ocasiona:

Disminución del deseo sexual. Erecciones más débiles.

Fatiga.

Disminución de la capacidad de concentración y rendimiento laboral.

Alteración del estado de ánimo (ira, ansiedad, irritabilidad, depresión).

Aumento de peso y pérdida de masa muscular. La grasa tiende a acumularse en el abdomen.

Dificultades para conciliar el sueño.

Osteoporosis tardía.

Disminución de la confianza en uno mismo.

Mal de Alzheimer.

Diabetes 2

HORMONA DEL CRECIMIENTO 1 (*STH o somatotropina*).

La hormona de crecimiento sintética, producida genéticamente, se diseña a partir de la Escherichia Colí, o a partir de células transformadas, provenientes de los ratones. La STH está considerada como una sustancia anabólica y como segundo efecto es su fuerte acción frente al consumo y eliminación de grasas. Estimula la síntesis proteica y evita la captación de glucosa por parte del músculo y los adipocitos. Su efecto más importante es promover el crecimiento de todos los tejidos y huesos en conjunto con las somatomedinas. Es una hormona antienvejecimiento.

Además de sus acciones a nivel metabólico, la hormona juega un importantísimo papel como factor de supervivencia celular.

Retarda el progreso de la enfermedad de Alzheimer y Parkinson.

Aumenta la masa muscular, la fuerza y la energía.

Utilizado para la disfunción eréctil.

En las mujeres para mejorar el bienestar y la sexualidad.

En el lupus sistémico eritematoso (LSE).

Osteoporosis.

En la esclerosis múltiple.

La depresión y esquizofrenia.

Síndrome de fatiga crónica.

Para perder peso.

HGH (*somatropina*)

El término hormona somatotropina se refiere a la hormona del crecimiento 1 producida por los animales, mientras que el término *somatropina* se refiere a la hormona del crecimiento producida por la tecnología ADN recombinante y que en humanos es abreviada «HGH».

La hormona del crecimiento se usa para tratar los trastornos de crecimiento en los niños y en adultos para cubrir la deficiencia de

GH. En años recientes en los Estados Unidos, algunos doctores han empezado a prescribir hormona del crecimiento a pacientes de edad con deficiencia de GH (pero no en personas saludables) para incrementar la vitalidad. Es legal, pero su eficacia y seguridad para este uso no ha sido probada en ningún ensayo clínico. En este momento, la HGH todavía se considera una hormona muy compleja, y muchas de sus funciones aún se desconocen.

GHIH (*somatostatina*)

La somatostatina (o GHIH, *Growth Hormone Inhibiting Hormone*), también conocida como hormona inhibidora de la liberación de la hormona de crecimiento o, para abreviar, hormona inhibidora de la liberación de somatotropina, es una hormona proteica con 14 aminoácidos producida por las células delta del páncreas, en los denominados islotes de Langerhans. Interviene indirectamente en la regulación de la glucemia e inhibe la secreción de insulina y glicagón.

La secreción de la somatostatina está estimulada por la mucosa gastrointestinal y regulada por los altos niveles de glucosa, aminoácidos, glucagón, ácidos grasos libres y de diversas hormonas gastrointestinales. Su déficit o su exceso provocan indirectamente trastornos en el metabolismo de los carbohidratos. También es secretada por el hipotálamo y por otras zonas del sistema nervioso central y glándula pineal.

Inhibe la síntesis y/o secreción de la hormona del crecimiento (GH, STH o somatotropina) por parte de la adenohipófisis o hipófisis anterior, por lo que es una hormona de anti-crecimiento y también bloquea la respuesta de la TSH o tirotropina a la producción de TRH.

CAPÍTULO 3

EL TAMAÑO DEL PENE

La obsesiva preocupación por el tamaño lleva a los hombres jóvenes a consultar a especialistas en endocrinología o urología, y abandonar prácticas deportivas por el temor a ser vistos y comparados en los vestuarios. Ignoran, la mayoría de las veces, que en los ambientes fríos y estresantes se produce una disminución significativa del tamaño. Además, los genitales son sensibles a la exposición frente a los demás, a la mirada de otros, por eso no es extraño que en privado todo el mundo tenga un mayor tamaño que en público.

Hay muy poca relación entre el tamaño del pene y la musculatura o el atractivo físico, así como en la capacidad de proporcionar placer a una compañera/o.

Los jóvenes, por su inexperiencia, dan más importancia al tamaño de los pechos de la mujer que a su capacidad de participar en el coito, lo mismo que ellas consideran que un atractivo chico tiene que ser, por fuerza, un potente semental. Todos deberían saber que el tamaño de los pechos o del pene no es decisivo en el momento del acercamiento sexual. Y sobre el pene, deberán aprender que no se mide en estado flácido, sino erecto, y que es más importante mantenerlo así durante 20 minutos, que un mayor tamaño que se desinfle en apenas dos minutos.

No se crea esas tonterías que hablan sobre el tamaño de los genitales de los negros o los orientales –hay de todo-, ni confunda a un hombre muy viril y agresivo con alguien igualmente potente a nivel genital. Por supuesto, tampoco existe relación entre el tamaño del pene y el tamaño del cuerpo, o determinadas zonas de él, como son las manos o los pies.

La investigación de BJUI (urología) utilizó datos de 17 estudios, y los participantes del estudio sumaron más de 15.000 hombres. Además de los promedios, el análisis mostró los tamaños y los colocó en porcentajes. Por ejemplo, un pene erecto de 6.3 pulgadas (16,0 cm) está en el porcentaje 95. Eso significa que de cada 100 hombres, solo cinco tendrían un pene de más de 6.3 pulgadas. Del mismo modo, un pene erecto de 3.94 pulgadas (10 cm) está en el porcentaje 5, lo que significa que solo cinco hombres de cada 100 tendrían un pene de menos de 3.94 pulgadas.

Otros estudios han producido resultados similares. El Departamento de Urología también descubrió que la longitud de un pene flácido no era un predictor de su longitud cuando estaba erecto. En otras palabras, los hombres pueden tener erecciones de tamaño similar, pero tener penes flácidos de tamaño variable.

Mientras que muchos hombres se preguntan si están cerca del tamaño medio del pene, o si están más allá de él, la verdad es que la mayoría de los hombres se encuentran dentro de un rango cercano a la longitud y circunferencia promedio.

¿Importa el tamaño?

Obviamente al varón, para lograr su propio placer, no le importa el tamaño de su pene, aunque sí para mostrarlo visualmente. De particular preocupación para algunos hombres es si su pene será satisfactorio sexualmente para ellos y su pareja. Algunos hombres también pueden estar ansiosos y preocupados sobre cómo se ven desnudos. Esto es casi un problema universal.

Cuando se trata de contacto sexual, más grande puede no ser siempre mejor. En un estudio en la revista PLOS ONE, los investigadores entrevistaron a 75 mujeres sexualmente activas sobre el tamaño del pene que preferirían para una aventura de una noche y para una relación a largo plazo. Se descubrió que la circunferencia del pene era más importante para ellas que la longitud, para la satisfacción sexual. Sin embargo, si tuvieran que elegir entre tamaño o duración del pene erecto, eligieron la duración.

La percepción de un hombre sobre su propio tamaño de pene puede tener un impacto en la confianza y una imagen corporal positiva o negativa. Los hombres que son conscientes del tamaño de su pene, ya sea en estado flácido o erecto, pueden experimentar ansiedad inducida, disfunción eréctil y otros problemas emocionales.

Los terapeutas que trabajan con hombres que tienen este tipo de autoconciencia a menudo encuentran que la percepción de "demasiado pequeño", no se alinea con lo que muestra la investigación.

El estudio encontró que de 67 hombres que estaban preocupados de que su pene era demasiado pequeño, ninguno estaba decidido a tener un pene considerado lo suficientemente corto como para recomendar un alargamiento del pene.

La creencia de que un pene grande proporciona mayor satisfacción sexual a la pareja, se encuentra tan extendida como aquella que asocia una mujer de pechos grandes o un varón musculoso, con su eficacia sexual. Estos mitos que aún perduran son los responsables de muchas disminuciones en la autoestima de la gente joven, inhibiciones sociales importantes, y angustias y preocupaciones que se extienden por años. Pero es difícil convencer a un joven sobre que las personas no se fijan en el tamaño o aspecto de los genitales, cuando ve que las miradas suelen centrarse en el "paquete" de los hombres.

Afortunadamente, y una vez en la cama, lo que se valora es el modo, las diferentes maneras de acercarse, de ser acariciados, de ser atendidos, más que el tamaño del pene que está penetrando.

Aunque visualmente un gran tamaño puede servir para encender los motores (igual que ocurre con un cuerpo atractivo), la satisfacción y el orgasmo no están relacionados con el tamaño o forma peneana, pues solo el tercio externo de la vagina posee una sensibilidad importante. Y si hablamos de otros orificios, igual.

Y los mitos equivocados llegan también hasta la mujer y su clítoris, pues hay mucha gente que está convencida de que en este órgano se centra la sensibilidad femenina, lo que no es cierto. Visualmente nos encontramos con un órgano pequeño que asoma su punta en la parte superior de la entrada de la vagina, pero que realmente se extiende por dentro de los genitales femeninos, asomándose y aumentando de volumen cuando se encuentra lleno de sangre, llegando hasta el techo del conducto vaginal durante la cumbre de la excitación.

Esa es la parte principal que roza el pene cuando es introducido y por eso debemos considerar que la naturaleza es sabia y, como ya he dicho, independientemente del tamaño o grosor del pene, todos terminan rozando esta parte sensible sobre la vagina, produciendo la excitación sexual y el orgasmo femenino.

Tamaño del pene y edad

Es normal que el tamaño del pene disminuya con la edad. Los hombres a sus 60 a 70 años pueden perder entre 10 y 15 milímetros en el tamaño del pene. Además, un aumento en el porcentaje de grasa corporal puede hacer que el pene parezca más pequeño a medida que el hombre envejece. Mantener un peso saludable optimizará la apariencia del tamaño del pene, pero sólo la apariencia.

Cómo medir el tamaño del pene

Hay que medir la longitud desde la parte superior del pene (donde se conecta al pubis o hueso púbico), hasta la punta del glande (la parte redonda al final del pene). Comprimir cualquier grasa en frente del hueso púbico al medirlo. Además, no hay que incluir la longitud adicional relacionada con el prepucio.

Medir la circunferencia alrededor de la base o el centro del eje.

Una de las observaciones de los científicos fue que las dimensiones del pene pueden variar según la temperatura, el nivel de excitación, y si ha habido eyaculación previa. Así que si está decidido a medírselo usted mismo, tenga en cuenta estos factores.

Las mediciones deben hacerse en una habitación con temperatura constante de 21 grados y a nivel del mar.

Si es posible, es mejor que el participante no haya eyaculado en las 24 horas anteriores.

Una de las cosas que no saben los especialistas es si el tamaño de un pene erecto varía según si la excitación se ha producido con una pareja en un "entorno natural", o viendo pornografía.

Otro de los problemas es que muchos de estos estudios se hacen con voluntarios, por lo que siempre existe la duda de si las personas que se presentan son precisamente las que no tienen complejos con el tamaño de su miembro.

Además, la mayoría de los estudios se realizaron con hombres de raza caucásica o de Medio Oriente, por lo que no se pueden sacar conclusiones de si existen diferencias de tamaño entre razas.

Podemos decir que el tamaño medio es de 13 centímetros en erección y de 9 en estado flácido.

Además, sólo el 10% de los penes estudiados superan los 11 centímetros en estado flácido y los 15 centímetros en erección.

Así que medírselo uno mismo puede proporcionar datos falsos y, sobretodo, no se autoevalúe mirando a otros hombres en las duchas. Si continúa sintiendo que su pene es más pequeño de lo que le gustaría, hable con un urólogo acerca de sus inquietudes y qué opciones podrían ser mejores para usted.

Guerra a los slips

El tamaño peneano está determinado por la herencia y son muy escasos los hombres que presentan detención en el desarrollo peneano por un fallo hormonal. Una causa poco conocida que limita las dimensiones del pene es el uso habitual de slip, prenda que eleva y comprime los testículos y evita el desarrollo final del pene. Los genitales masculinos necesitan estar libres, colgar, y estar dotados de cierta movilidad para desarrollarse y ser fértiles.

También es una práctica altamente perjudicial el uso de pantalones vaqueros estrechos o prendas íntimas que limiten la movilidad testicular.

Consejos para una imagen corporal positiva

Ante todo, repetimos algo que usted seguramente ya sabe: los hombres somos mucho más que un pene en erección. No obstante, si no está satisfecho con su cuerpo, ya sea del tamaño de su pene o del aspecto de cualquier otra parte de usted, pruebe estos consejos útiles para sentirse mejor consigo mismo:

Concéntrese en las características y partes del cuerpo que le gustan, como hombros anchos o una sonrisa agradable. Su pene, y eso es obvio, permanece oculto la mayor parte de su vida y si alguien le aprecia lo hará en su conjunto, por su carisma o personalidad. Y si alguien le rechaza porque según esa persona usted no está dentro del promedio anatómico, dé media vuelta y márchese en otra dirección cuanto antes.

No se deje consumir por el tamaño del pene, mucho menos si ya es adulto. Deje los complejos para los adolescentes; el tiempo les tranquilizará. Que sea una pareja sexual satisfactoria no está condicionado por el tamaño del pene.

No se compare con atletas, modelos y actores, mucho menos por quienes salen en las películas porno. Están ahí precisamente por eso, porque son especiales. No tenga una imagen insalubre y poco realista de lo que es normal.

Dedique más tiempo y energía en actividades que le resulten gratificantes, ya sean deportes, pasatiempos, viajes u otras actividades. Fomente las cualidades morales y afectivas, la empatía y capacidad de comprensión. Esos valores permanecen toda la vida y siempre encuentran personas que los aprecian por encima del aspecto físico. La autoestima duradera proviene de rasgos no físicos, como la creatividad, la inteligencia y los valores morales. Por desgracia, los hombres comienzan a preocuparse por el tamaño de su pene desde la pubertad, cuando hablar del tamaño de los "cojones" es algo habitual en quien pretende intimidar al contrario.

El volumen de los testículos se emplea siempre para demostrar la valentía y la fortaleza, y aunque las comparaciones físicas casi nunca se efectúan, el gallo que más cacarea goza de gran prestigio. El chico crece así pensando que los genitales de sus compañeros son enormes, pues ellos insisten que lo son, y que los suyos son un esbozo que nadie debe ver.

Cuando llegados a edades más altas ven alguna película erótica en la cual los actores muestran unos genitales mayores que los suyos, el complejo queda instaurado definitivamente.

Y es que nadie le ha dicho dos cosas: que los actores de esas películas están allí precisamente porque sus medidas están por encima de la media, y que habitualmente hay truco en las escenas. Es como pretender hacer creer que todas las mujeres deberían ser como las supermodelos que vemos en las películas o los anuncios, pues sabemos que el maquillaje, los focos y los postizos convierten a una chica vulgar en una princesa.

Posiblemente yo les recomendaría a estos jóvenes, si es que alguien les permite leer este libro, que no identifiquen "masculinidad", "fuerza", "valentía" y "coraje" con el tamaño de los genitales. La valentía no se demuestra pegando al más débil, sino haciendo frente a la vida y resolviendo cada uno sus propios problemas. Si un muchacho crece con estos conceptos erróneos, puede creer que para ser feliz sexualmente o para hacer feliz a una mujer, tiene que poseer un pene cuanto más grande mejor, aún cuando sepamos que el "truco" no está allí. Curiosamente, y aunque parezca mentira, muchas mujeres comparten con los hombres estas ideas erróneas y suelen hablar de lo atractivos que son los hombres de pene grande.

Por supuesto, la satisfacción orgásmica masculina no se encuentra afectada por el tamaño peneano, del mismo modo que la impotencia o la eyaculación precoz son más habituales en los hombres de pene grande que en los pequeños.

A vueltas con el tamaño

La obsesiva preocupación por el tamaño lleva a los hombres jóvenes a consultar a especialistas en endocrinología o urología y abandonar prácticas deportivas, por el temor a ser vistos y comparados en los vestuarios. Ignoran, la mayoría de las veces, que en esos ambientes de temperaturas frías, se provoca una disminución significativa del tamaño. Además, los genitales son sensibles a la exposición frente a los demás, a la mirada de otros, por eso no es extraño que en privado todo el mundo tenga un mayor tamaño que en público.

La decisión de tratar de aumentar el tamaño del pene se debe tomar cuidadosamente en la consulta de un urólogo. Un estudio recomendó que sólo los hombres con una longitud de pene fláccido de menos de 1,6 pulgadas (4,0 cm) o un pene erecto de menos de 3 pulgadas (7,6 cm), se deben considerar como candidatos para el tratamiento de alargamiento del pene.

Antes de continuar con sus opciones, debe obtener una evaluación psicológica y hablar con un psicoterapeuta acerca de sus preocupaciones, respondiendo a preguntas tales como: "¿Tiene un pene inusualmente pequeño, o tiene un tamaño promedio?" Y "¿Tiene una percepción poco realista sobre el tamaño del pene? Es importante probar el asesoramiento psicológico antes de cualquier tratamiento.

Si está considerando un tratamiento, tiene algunas opciones. Un tipo de procedimiento quirúrgico se realiza en el ligamento que conecta el pene al hueso púbico dentro del cuerpo. La operación permite que más del pene se extienda fuera del cuerpo. También se puede realizar un injerto de piel alrededor del eje del pene para aumentar la circunferencia.

Algunos hombres se benefician de una liposucción alrededor del hueso púbico para ayudar a que la parte del pene cubierta por una almohadilla de grasa sea más prominente. Las prótesis peneanas inflables, que se insertan quirúrgicamente en el pene, también son eficaces en el tratamiento de la disfunción eréctil y para el alargamiento del pene.

CAPÍTULO 3

CÓMO SE PRODUCE LA ERECCIÓN Y EYACULACIÓN

Una erección es el resultado del aumento del flujo sanguíneo en el pene, lo cual puede ser estimulado por pensamientos sexuales o contacto directo con el pene.

Cuando un hombre se excita sexualmente, los músculos de su pene se relajan y esta relajación permite un aumento del flujo sanguíneo a través de las arterias del pene. Esta sangre llena dos cámaras dentro del pene llamadas los cuerpos cavernosos que cuando se llenan de sangre, el pene crece rígido. La erección termina cuando los músculos se contraen y la sangre acumulada puede fluir a través de las venas penianas.

Sin embargo, la ED puede ocurrir debido a problemas en cualquier etapa del proceso de erección, por ejemplo, las arterias penianas pueden estar demasiado dañadas para abrirse correctamente y permitir la entrada de sangre.

Cuando los vasos sanguíneos de los cuerpos cavernosos se relajan y se abren, la sangre se precipita a través de las arterias cavernosas para llenarlos. La sangre queda atrapada bajo alta presión, creando una erección.

La erección del pene se produce como resultado de la relajación del músculo liso en el pene, mediada por un reflejo espinal e implica el procesamiento del sistema nervioso central y la integración de estímulos táctiles, olfativos, auditivos y mentales. El reflejo involucra aferentes tanto autonómicos como somáticos y está modulado por influencias supraespinales periféricamente.

Así que una erección comienza con estimulación sensorial y mental. Durante la excitación sexual, los mensajes nerviosos comienzan a estimular el pene y los impulsos del cerebro y los nervios locales hacen que los músculos de los cuerpos cavernosos se relajen, permitiendo que la sangre fluya y llene los espacios abiertos. La sangre crea presión en los cuerpos cavernosos, lo que hace que el pene se expanda y genere una erección.

La túnica albugínea (la membrana que rodea los cuerpos cavernosos) ayuda a atrapar la sangre en los cuerpos cavernosos, lo que mantiene la erección. La erección se revierte cuando los músculos en el pene se contraen, deteniendo el flujo de sangre y abriendo los canales de salida.

El equilibrio entre los factores que conducen a la contracción y la relajación, controlan el tono de la vasculatura peneana y del músculo liso del cuerpo cavernoso. Esto determina el estado funcional del pene; la detumescencia y flacidez, tumescencia y erección.

La estimulación sexual y la fricción proporcionan los impulsos que se transmiten a la médula espinal y al cerebro. La eyaculación es una acción refleja controlada por el sistema nervioso central que se desencadena cuando el acto sexual alcanza un nivel crítico de excitación. Tiene dos fases:

En la primera fase, los conductos deferentes (los tubos que almacenan y transportan los espermatozoides de los testículos) se contraen para estrujar los espermatozoides hacia la base del pene y la próstata y las vesículas seminales liberan secreciones para producir semen. En esta etapa, la eyaculación es imparable.

En la segunda fase, los músculos en la base del pene se contraen cada 0.8 segundos y expulsan el semen del pene en hasta 5 chorros.

Después del cese de los estímulos eróticos, la liberación de ON de los nervios parasimpáticos del pene disminuye y el pene se vuelve más flácido debido a la menor cantidad de sangre en el cuerpo. La alteración en los factores psicológicos, hormonales, neurológicos, vasculares o cavernosos puede causar algún grado de ED.

CAPÍTULO 4

¿QUÉ ES LA DISFUNCIÓN ERÉCTIL (ED)?

La disfunción eréctil se define como la dificultad persistente para lograr y mantener una erección suficiente para tener relaciones sexuales. No se puede aplicar tal definición, por tanto, cuando la disfunción es ocasional o con una determinada persona. Las causas suelen ser médicas, pero también pueden ser psicológicas.

Las causas orgánicas son generalmente el resultado de una condición médica subyacente que afecta los vasos sanguíneos o los nervios que suministran el pene. Numerosos medicamentos recetados, drogas recreativas, alcohol y fumar, pueden causar disfunción eréctil.

Se considera que un hombre tiene disfunción eréctil si regularmente encuentra dificultad para conseguir o mantener una erección lo suficientemente firme como para poder tener relaciones sexuales, o si interfiere con otra actividad sexual.

La mayoría de los hombres ocasionalmente han experimentado alguna dificultad para mantener su pene duro y mantenerse firme.

Sin embargo, la disfunción eréctil sólo se considera una preocupación si el desempeño sexual satisfactorio ha sido imposible en una serie de ocasiones durante algún tiempo.

Diferencia

En términos generales, dos formas de disfunción eréctil pueden afectar la vida sexual de los hombres: médica o psicosocial.

Médica: se trata de enfermedades o cambios anatómicos que impiden que el pene se convierta o se mantenga erecto.

Psicosocial: esto se refiere a las influencias psicológicas en el rendimiento sexual; puede incluir problemas dentro de una relación o estrés en el trabajo o complejos emocionales.

Es importante señalar que puede haber solapamiento entre causas médicas y psicosociales. Por ejemplo, si un hombre es obeso, los cambios en el flujo sanguíneo pueden afectar su capacidad de mantener una erección (una causa médica); también puede tener baja autoestima, lo que también puede afectar la función eréctil (causa psicosocial). La disfunción eréctil (ED) sería la incapacidad de obtener o mantener una erección lo suficientemente firme como para lograr una penetración del pene. También se refiere a veces como impotencia.

La ED ocasional no es rara y muchos hombres la experimentan durante momentos de estrés y frecuentemente puede ser un signo de problemas de salud que necesitan tratamiento. También puede ser un signo de dificultades emocionales o de relación que pueden necesitar ser tratadas por un profesional de la psicología. La avanzada edad, por supuesto, también es un factor desencadenante.

No todos los problemas sexuales masculinos son causados por ED y hay otros tipos de disfunción sexual masculina:

Eyaculación precoz, frecuente en los adolescentes.

Eyaculación tardía o ausente, lo que no impide la penetración.

Falta de interés en el sexo, algo muy habitual y que se confunde con la ED.

La ED (disfunción eréctil) puede ocurrir debido a problemas en cualquier etapa del proceso de erección. Por ejemplo, las arterias penianas pueden estar demasiado dañadas para abrirse correctamente y permitir la entrada de sangre.

DIAGNÓSTICO

La primera distinción de ED que debe establecerse es psicógena u orgánica. Las pistas para sugerir una etiología psicógena incluyen el inicio súbito, erecciones espontáneas o autoestimuladas de buena calidad, eventos importantes de la vida o problemas psicológicos previos. Por el contrario, el inicio gradual, la falta de tumescencia y la libido normal son más indicativas de una etiología orgánica. Un estudio clasificó a los hombres con disfunción eréctil en aquellos que tienen dificultades para lograr una erección, de aquellos que luchan por mantener una erección, observándose que las etiologías orgánicas son significativamente más prevalentes dentro del grupo que no pueden alcanzar la tumescencia, pues para poder obtener una erección, los sistemas vascular, neurológico y endocrino deben estar funcionando lo suficientemente bien. Sin embargo, el acto de mantener una erección parece tener un componente psicológico considerable y suele darse en jóvenes sanos, y que mantienen erecciones nocturnas normales.

Al hacer un diagnóstico de la disfunción eréctil, el médico comenzará realizando una historia médica y psicosexual detallada y realizará un examen físico minucioso Si es posible, entrevistará a la pareja (si la hubiera) de la cual hará igualmente un historial preciso, al menos en el aspecto psicológico, con objeto de planificar el tratamiento y obtener un resultado exitoso. Hay que tener en cuenta que, con frecuencia, el varón no padece disfunción eréctil con todas las personas, solamente con su pareja habitual.

La disfunción eréctil a menudo se asocia con diversas afecciones médicas, como diabetes mellitus, enfermedad coronaria, hipertensión, hiperlipidemia, compresión de la médula espinal y tumores hipofisarios. Por lo tanto, el médico puede realizar una variedad de pruebas de laboratorio para determinar la causa de la disfunción eréctil. Estas pruebas pueden incluir lo siguiente:

Hemograma completo

Examen de orina

Prueba de glucosa en sangre en ayunas

Prueba de creatinina sérica

Perfil lipídico

Prueba de testosterona en suero por la mañana

Prueba de gonadotropina coriónica.

Los expertos de UCSF Medical Center creen que es muy importante que los pacientes (y sus parejas) estén debidamente informados y activos en el proceso de toma de decisiones con respecto a su cuidado y tratamiento.

En algunos casos, el médico puede recomendar que se hagan más pruebas para detectar otras afecciones médicas que pueden causar ED.

Además, si está tomando un medicamento, ya sea recetado o recreativo, que se sabe que causa ED, o tiene factores de riesgo vascular, se puede recomendar un cambio en el medicamento o el estilo de vida.

Pruebas

Hay una variedad de medidas que se pueden hacer de manera personal para evaluar los niveles de la función sexual. Estas medidas se pueden llevar a cabo por su cuenta en el hogar o en una habitación privada en el consultorio del médico. La prueba más comúnmente utilizada es el *Índice Internacional de Función Eréctil*.

Tiene 15 elementos y evalúa la función eréctil, la función orgásmica, el deseo sexual, la satisfacción sexual y la satisfacción general, así como la gravedad de la disfunción eréctil.

Pregunta 1

Durante los últimos 6 meses:

¿Con qué frecuencia logró una erección durante las relaciones sexuales?

1. Casi nunca o nunca.
2. Menos de la mitad de las veces.
3. La mitad de las veces.
4. Más de la mitad de las veces.
5. Casi siempre o siempre.

Pregunta 2

Cuándo tuvo relaciones con estimulación sexual ¿con qué frecuencia la rigidez del pene fue suficiente para la penetración?

1. Casi nunca o nunca.
2. Menos de la mitad de las veces.
3. La mitad de las veces.
4. Más de la mitad de las veces.
5. Casi siempre o siempre.

Pregunta 3

¿Con qué frecuencia logró mantener la erección después de la penetración?

1. Casi nunca o nunca.
2. Menos de la mitad de las veces.
3. La mitad de las veces.
4. Más de la mitad de las veces.
5. Casi siempre o siempre.

Pregunta 4

¿Cuál fue el grado de dificultad para mantener la erección hasta completar la relación sexual?

1. Extremadamente difícil.
2. Muy difícil.
3. Difícil.
4. Un poco difícil.
5. No fue difícil.

Pregunta 5

¿Las relaciones sexuales que ha tenido durante este tiempo resultaron satisfactorias para usted?

1. Casi nunca o nunca.
2. Menos de la mitad de las veces.
3. La mitad de las veces.
4. Más de la mitad de las veces
5. Casi siempre o siempre

No he tenido relaciones sexuales.

Resultados del test

Disfunción eréctil grave: de 5 a 10 puntos.

Disfunción eréctil media: de 11 a 15 puntos.

Disfunción eréctil ligera: de 16 a 20 puntos

Función eréctil normal: de 21 a 25 puntos.

Antes de considerar un diagnóstico de disfunción eréctil que requiere tratamiento, el médico buscará los síntomas que han persistido durante al menos 3 meses.

Una vez que se ha establecido la historia de un paciente, realizará una investigación posterior. Una prueba simple, conocida como la "prueba del sello de correos", puede ser útil para determinar si hay una causa médica de disfunción eréctil más que psicológica.

Esta prueba comprueba la presencia de erecciones en la noche - los hombres suelen tener varias por noche- y se observa si los sellos de correo que se aplicaron alrededor del pene antes de dormir se rompieron durante la noche. Otras pruebas de erección nocturna incluyen la prueba de Poten y la prueba de Snap-Gauge. Estos métodos proporcionan información limitada, pero pueden ayudar a guiar la elección del médico de otras pruebas.

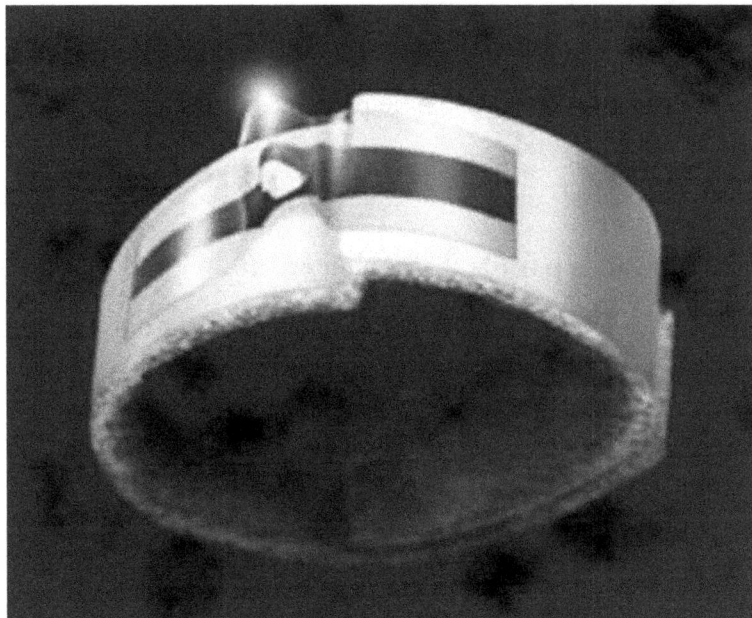

Snap-Gauge

El dispositivo Snap-Gauge ha sido utilizado por los médicos durante varios años para ayudar a distinguir entre la impotencia física y la psicológica. La mayoría de los hombres sanos experimentan de tres a cinco erecciones durante el sueño cada noche y se puede averiguar si está teniendo estas erecciones nocturnas usando un Snap-Gauge durante dos noches consecutivas. Sus elementos de plástico codificados por colores se romperán si ha tenido una erección normal Si todas las tiras de plástico no se rompen, su impotencia probablemente se deba a una causa física. Puede analizar estos resultados con el médico o urólogo y tomar medidas para encontrar la solución adecuada.

La prueba califica la tumescencia y la rigidez obtenidas durante las erecciones nocturnas. Ofrece una opción de prueba fácil y rentable. Determina la impotencia física frente a la psicógena. Permite la detección no invasiva de pacientes. Produce resultados confiables.

Pruebas avanzadas para la disfunción eréctil

Pueden hacerse pruebas para determinar si los síntomas son causados por una condición subyacente. El examen físico puede comprender pruebas cardíacas y pulmonares, la presión arterial y el examen de testículos y pene. También pueden recomendar un examen rectal para controlar la próstata. Además, es posible que se necesiten exámenes de sangre o de orina para descartar otras afecciones.

Test Prueba de Tumescencia Peniana Nocturna (NPT)

Una prueba de NPT se realiza usando un dispositivo portátil que funciona con pilas que se usa en el muslo mientras se está durmiendo. El dispositivo evalúa la calidad de las erecciones nocturnas y almacena los datos, que el médico puede acceder más tarde. El médico puede usar estos datos para entender mejor la función del pene.

Las erecciones nocturnas son erecciones que ocurren mientras se está durmiendo, y son una parte normal de un pene funcionando saludablemente.

Las erecciones nocturnas ocurren en varones sanos de todas las edades. El ochenta por ciento de estas ocurren durante el sueño REM. El hombre promedio tiene de tres a cinco episodios de NPT por noche, con una duración de 30 a 60 minutos cada uno. Con la edad, el tiempo total de erección nocturna disminuye.

Hay una variedad de métodos disponibles para monitorear NPT. El monitoreo generalmente se realiza con un dispositivo ambulatorio simple, en lugar de en los laboratorios de sueño NPT. Estos dispositivos registran electrónicamente el número, la duración, la rigidez y la circunferencia de las erecciones del pene.

Angiografía peneana

Es un estudio de tercera línea utilizado para la evaluación de la vasculatura peneana. Por lo general, se reserva para pacientes jóvenes con disfunción eréctil relacionada con una lesión arterial traumática, o en pacientes con lesión por compresión del pene que se consideran para cirugía de revascularización. En esta prueba, la arteria pudenda interna se canula selectivamente, y luego se inyecta el contraste radiográfico para la visualización de las arterias pudendales internas y del pene

Imágenes de resonancia magnética del pene

Varios estudios vasculares en investigación están en marcha. Las imágenes de resonancia magnética (IRM) del pene son prometedoras para detallar la anatomía del pene y la microcirculación. El uso de la resonancia magnética durante el estudio del cáncer de próstata se ha vuelto más popular recientemente. Dada la proximidad de los genitales, la anatomía y la vasculatura del pene a menudo se representan en estos estudios de imagen.

Prueba de inyección intracavernosa

Durante esta prueba, el médico inyecta un medicamento en el costado del pene para hacer una erección. Se mide la plenitud de la erección y cuánto dura.

Prueba combinada de inyección intracavernosa y estimulación (CIS)

Esta es la prueba más simple y más comúnmente utilizada para evaluar y diagnosticar disfunción eréctil. Utiliza inyecciones peneanas, estimulación sexual visual o manual y una erección posterior. La inyección intracavernosa combinada y la estimulación son una opción de primera línea. Los fármacos vasodilatadores (p. ej., Papaverina, fentolamina, alprostadil) se inyectan en la base lateral del pene con una aguja de calibre pequeño y se administran directamente en el cuerpo cavernoso.

Prueba de ultrasonido Doppler

El ultrasonido Doppler usa una herramienta de mano que pasa suavemente sobre el pene. La herramienta utiliza ondas de sonido reflejadas para mostrar el flujo sanguíneo en la pantalla de un ordenador. La persona se acuesta en una mesa de examen y en ocasiones el médico puede necesitar inyectar un medicamento o usar una banda suave alrededor del pene para provocar una erección. Esto le permite ver el flujo sanguíneo a través de los vasos. Los resultados de sus pruebas pueden mostrar qué tipo de tratamiento es una buena opción.

La prueba de ultrasonido Doppler es realizada por un urólogo o técnico de ultrasonido.

Evaluación psicológica

Las afecciones psicológicas, como la ansiedad de rendimiento, una relación tensa, la falta de disponibilidad sexual y los trastornos de salud mental, como la depresión y la esquizofrenia, pueden causar disfunción eréctil. Por lo tanto, el médico puede recomendar una entrevista con un psicólogo que se centre en los problemas sexuales actuales, la relación con la pareja y cualquier síntoma psiquiátrico que pueda experimentar.

Pruebas neuro-urológicas

El objetivo de las pruebas neuro-urológicas es descubrir la enfermedad neurológica, como la diabetes mellitus o la lesión pélvica, o diagnosticar afecciones neurológicas reversibles, como el daño a los nervios causado por el ciclismo de larga distancia. Estas pruebas también ayudan a determinar si es necesaria una derivación a un neurólogo. Otras pruebas comúnmente usadas son:

Cavernosometría farmacológica y cavernosografía

Estas pruebas evalúan las venas del pene y ayudan a identificar cualquier fuga venosa.

Para un diagnóstico de disfunción eréctil deben manifestarse regularmente:

Problemas habituales para obtener una erección.

Dificultad para mantener una erección un tiempo razonable durante las actividades sexuales.

Interés reducido en el sexo.

Otros trastornos sexuales relacionados con ED incluyen:

Eyaculación precoz apenas comenzando el contacto sexual.

Eyaculación retardada o ausente no voluntaria.

Anorgasmia, que es la incapacidad de alcanzar el orgasmo después de una amplia estimulación.

CAPÍTULO 5

¿QUÉ CAUSA LA DISFUNCIÓN ERÉCTIL?

La función eréctil normal puede verse afectada por problemas en cualquiera de los siguientes sistemas:

Flujo de sangre

Inervación

Hormonas

La siguiente lista resume muchas de las causas físicas u orgánicas más comunes de la disfunción eréctil:

Enfermedad cardíaca y estrechamiento de los vasos sanguíneos.

Diabetes.

Hipertensión.

Colesterol alto.

Obesidad y síndrome metabólico.

Enfermedad de Parkinson.

Esclerosis múltiple.

Trastornos hormonales incluyendo trastornos de la tiroides y deficiencia de testosterona (hipogonadismo).

Trastorno estructural o anatómico del pene, como la enfermedad de Peyronie.

Fumar, alcoholismo y abuso de sustancias, incluyendo el uso de cocaína.

Tratamientos para la enfermedad de la próstata.

Complicaciones quirúrgicas.

Lesiones en el área pélvica o en la médula espinal.

Radioterapia en la región pélvica.

Hiperlipidemia.

Cáncer.

Lesiones por traumatismo.

Edad avanzada.

Estrés.

Ansiedad.

Problemas de pareja.

Detalle

Enfermedad cardiovascular.

Esto puede suceder cuando la enfermedad cardíaca obstruye o endurece las arterias, una condición conocida como aterosclerosis. Los pequeños vasos sanguíneos y arterias del cuerpo, como los del pene, a menudo quedan afectados por la aterosclerosis.

Diabetes

La conexión entre la diabetes y la ED está relacionada con la circulación y el sistema nervioso. Los niveles de azúcar en la sangre mal controlados pueden dañar pequeños vasos sanguíneos y nervios. El daño a los nervios que controlan la estimulación y la respuesta sexual, puede impedir que el hombre logre una erección lo suficientemente firme como para tener relaciones sexuales. La reducción del flujo sanguíneo de los vasos sanguíneos dañados también puede contribuir a la ED.

Colesterol

Hiperlipidemia y aumento del colesterol. Paradójicamente, los medicamentos contra el colesterol también pueden producir ED al impedir la síntesis de las hormonas sexuales.

Cirugía de próstata

La Universidad de Nueva York Langone Medical Center afirma que casi todos los hombres que se recuperan de la cirugía de próstata desarrollan disfunción eréctil temporal. Sin embargo, la mayoría mejora con el tiempo.

Mayor edad

Aunque el riesgo de ED aumenta con la edad, no siempre se manifiesta. Puede ser más difícil conseguir una erección a medida que se envejece, pero eso no significa necesariamente que desarrolle ED. En general, cuanto más saludable esté, mejor será su función sexual. Además, el papel de la pareja es más determinante.

Disfunción de la tiroides

Las pruebas séricas de la función tiroidea también deben considerarse en el estudio endocrino de la disfunción eréctil. El hipertiroidismo puede contribuir a la disfunción eréctil al aumentar la aromatización de la testosterona en estrógeno, lo que en última instancia aumenta los niveles de SHBG (globulina fijadora de hormonas sexuales) y disminuye el porcentaje de testosterona biodisponible. El diagnóstico a menudo se sospecha a partir de la sintomatología: fatiga, pérdida de peso, hiperactividad, palpitaciones e intolerancia al calor. Se confirma cuando los marcadores séricos revelan concentraciones elevadas de hormona tiroidea (T4 total o libre) con bajos niveles séricos de hormona estimulante de la tiroides (TSH). En el caso del hipotiroidismo, el diagnóstico se establece cuando la TSH sérica basal es elevada y las concentraciones de hormona tiroidea son bajas.

Enfermedad de Peyronie

La enfermedad de Peyronie también está fuertemente asociada con la disfunción sexual. De hecho, el 21% de los hombres menores de 40 años con enfermedad de Peyronie experimentan ED. El tamaño de placa más grande, la disfunción veno oclusiva y el flujo arterial cavernoso alterado, pueden contribuir a la ED en estos hombres. También hay un importante grado de carga física y psicológica en la enfermedad de Peyronie, lo que genera una etiología multifactorial. En un estudio cualitativo de hombres con enfermedad de Peyronie, se descubrió que cuatro dominios centrales tenían un impacto en la salud sexual y psicosocial de estos pacientes: autoimagen, función sexual, dolor y malestar, y aislamiento social. Estos hallazgos sugieren una imagen mixta con contribuyentes psicógenos y orgánicos.

Causas psicológicas

En casos raros, un hombre puede haber tenido siempre disfunción eréctil -nunca haber alcanzado una erección-. Esto se llama ED primaria y la causa es casi siempre psicológica si no hay deformidad anatómica obvia o problema fisiológico. Tales factores psicológicos pueden incluir:

Sentimiento de culpa

Miedo a la intimidad

Depresión

Ansiedad severa

Complejo físico

Moral religiosa

Miedo al fracaso.

La mayoría de los casos de disfunción eréctil son "secundarios", es decir, la función eréctil ha sido normal, pero ahora es problemática.

Las causas de un problema nuevo y persistente suelen ser físicas, aunque los factores psicológicos causan o contribuyen a la disfunción eréctil, pero pueden ser tratados. Estos estados emocionales cotidianos la mayoría de la gente los experimenta en algún momento u otro.

Causas medicamentosas

Numerosos medicamentos recetados también pueden causar disfunción eréctil, incluyendo:

Medicamentos para controlar la presión arterial alta.

Medicamentos para el corazón como la digoxina.

Algunos diuréticos.

Medicamentos que actúan sobre el sistema nervioso central, incluyendo algunas pastillas para dormir y anfetaminas.

Tratamientos para la ansiedad (ansiolíticos).

Los antidepresivos, incluidos los inhibidores de la monoaminooxidasa (IMAO), los inhibidores selectivos de la recaptación de serotonina (ISRS) y los antidepresivos tricíclicos.

Analgésicos opiáceos.

Algunos medicamentos contra el cáncer, incluidos los agentes quimioterapéuticos.

Medicamentos para el tratamiento de la próstata.

Anticolinérgicos.

Medicamentos hormonales.

Medicación de la úlcera péptica, cimetidina.

Otras causas

Andar en bicicleta

Algunas investigaciones han planteado preocupaciones de que los hombres que regularmente montan en bicicleta durante largas horas podrían tener un mayor riesgo de disfunción eréctil, además de problemas de salud, como infertilidad y cáncer de próstata.

El estudio más reciente para investigar esto encontró que no había relación entre andar en bicicleta y la disfunción eréctil, pero sí encontró una asociación entre el cáncer de próstata y las horas pedaleando. No obstante, el cáncer de próstata no causa disfunción eréctil; sin embargo, la cirugía de próstata para eliminar el cáncer y la radioterapia para tratar el cáncer de próstata, pueden causar disfunción eréctil. El tratamiento de la enfermedad benigna no cancerosa de la próstata también puede causar ED.

¿CÓMO AFECTA LA EDAD?

Hasta 30 millones de hombres estadounidenses son afectados por la ED, según el Instituto Nacional de Diabetes y Enfermedades Digestivas y de Riñón. Sin embargo, esta cifra seguramente no se ajusta a la realidad, pues una amplia mayoría de los varones afectados no acuden al médico, pero compran productos que le aseguran una óptima erección. Actualmente, se venden por Internet más medicamentos y productos naturales contra esta enfermedad, que a través de las recetas médicas.

Estadísticas de afectados

Un 12 por ciento de los hombres menores de 60 años

Un 22 por ciento de los hombres en los 60s

Un 30 por ciento de los hombres mayores de 70 años

Aunque el riesgo de ED aumenta con la edad, la ED no es inevitable a medida que envejece. Puede ser más difícil conseguir una erección a medida que se envejece, pero eso no significa necesariamente que desarrolle la enfermedad. En general, cuanto más saludable esté, mejor será su función sexual.

Pero la ED también puede ocurrir entre los hombres más jóvenes y en estos casos el problema psicológico es intenso, pues el futuro se presenta sombrío dificultando seriamente iniciar relaciones afectivas.

Un estudio de 2013 encontró que uno de cada cuatro hombres que buscan su primer tratamiento para ED fueron menores de 40 años. Los investigadores encontraron una correlación más fuerte entre fumar y el consumo de drogas ilícitas y ED en hombres menores de 40 que entre los hombres mayores. Eso sugiere que las opciones de estilo de vida pueden ser un factor principal que contribuye a la ED en hombres más jóvenes.

Un análisis en hombres menores de 40 años encontró que el tabaquismo fue un factor de ED entre el 41 por ciento de los hombres menores de 40 años. La diabetes fue el siguiente factor de riesgo más común y se relacionó con ED en el 27 por ciento de los hombres menores de 40 años.

CAPÍTULO 6

CAUSAS PSICOLÓGICAS

Cuando falta el deseo

Es casi seguro que el apetito sexual es un proceso psicosomático basado esencialmente en la actividad cerebral, el cual actúa como un guionista de cine que nos va indicando las fases de la excitación, aunque previamente nos avisa si existen los requisitos necesarios para excitarnos, como son la motivación y las ganas de realizar el acto sexual.

Se admite que en una pareja estable la causa principal de falta de deseo es el aburrimiento en la relación, aunque este aburrimiento no sea puramente sexual sino afectivo. Una pareja que ya no se comunica por el día y que tienen que organizar por separado sus ratos de ocio, es bien seguro que tampoco deseen hacer el amor juntos. En este sentido es de destacar el hecho de que una relación sexual esporádica, muy espaciada, produce con frecuencia una disminución del apetito sexual muy marcada, en lugar de un aumento.

Referente a la vejez hay que manifestar que no hay una casuística que demuestre que es un factor negativo en la sexualidad, ya que hasta por lo menos los 80 años de edad el varón sigue conservando su capacidad reproductora, lo mismo que si está sano mantiene una aceptable capacidad de erección. La eyaculación y el apetito sexual quizá puedan estar algo retardados, no inhibidos, aunque en ello influyen sobremanera las fantasías sexuales.

En cuanto a las causas de impotencia psíquica, hay que distinguir en primer lugar entre *impotencia* o falta de deseo sexual; dos términos que se confunden con tanta frecuencia que llevan a catalogar como impotente a un hombre totalmente normal que solamente acusa una falta de estímulo para realizar el amor. Si no desea hacer el amor lógicamente no podrá alcanzar la erección. Un diagnóstico precipitado puede condenar a un hombre a padecer un cuadro depresivo y a ser rechazado por su pareja (y en demasiadas ocasiones objeto de burla), cuando un estudio más sereno aconsejaría en primer lugar otras alternativas para satisfacer sus deseos sexuales.

Si un hombre tiene capacidad de erección voluntaria con la masturbación, la visión de personas desnudas o mediante otro tipo de estímulos que se pueda inventar, no se le puede diagnosticar como impotente, del mismo modo que tampoco lo es aquél que tiene erecciones involuntarias durante el sueño. Tampoco se puede hablar de impotencia cuando su problema se manifiesta con una determinada persona, o en determinadas circunstancias. Con demasiada frecuencia la causa está en una falta de aliciente para hacer el amor, con esa o cualquier pareja.

La *impotencia psíquica* se puede considerar como tal solamente en aquellos casos en los cuales el paciente desee sexualmente a su pareja y reúna todas las condiciones físicas necesarias para tener una erección. Cuando ni siquiera durante el sueño se produzcan erecciones involuntarias habrá que pensar en una causa orgánica, aunque para averiguarlo con certeza no basta con la opinión del paciente, sino que se hace imprescindible saber con certeza si hay erecciones, de qué calibre y cuánto duran. Por tanto y ante un caso de impotencia falsa como las que hemos descrito, lo primero que hay que hacer es tranquilizar al paciente y dejarle las cosas claras. Si esto se consigue, la curación está próxima.

Otros factores que influyen en una impotencia psíquica o circunstancial son los medios de comunicación, los anuncios y los mitos creados en torno a la sexualidad. Escenas de amor en las cuales la pareja se deshace en gritos de placer, que adoptan posturas imposibles de lograr salvo que seamos atletas y amores tan románticos que dejan en ridículo las relaciones cotidianas, pueden hacer creer a más de un hombre que él sería incapaz de proporcionar ese Séptimo Cielo que pregonan, y de ahí a la impotencia como coraza va un paso.

Algunos sexólogos recomiendan un tratamiento conjunto de la pareja, durante el cual se instruyen en comportamientos afectivos escalonados, en los cuales solamente al final se intenta realizar el coito, aunque no es imprescindible. Se instruye que la meta no es la penetración sino las caricias, los besos y los abrazos y que no es nada negativo dormirse abrazados sin realizar el coito.

Como refuerzo al tratamiento psicológico, algunos sexólogos recetan testosterona aunque los niveles de andrógenos no sean bajos, más que nada por lograr un efecto placebo, en especial en cuanto a fantasías eróticas.

A fin de cuentas, la continuidad en el sexo crea una necesidad, casi una dependencia, y el cuerpo acostumbrado a tener sensaciones orgásmicas continuadas no podrá pasar sin ellas. Se trataría de esas personas que manifiestan que no pueden dormir sin hacen el amor, postura favorable a una buena sexualidad siempre y cuando los dos opinen lo mismo, ya que en caso contrario puede existir apatía aunque no existan problemas para ejecutar el coito.

Otra causa muy frecuente son las depresiones, la cual conduce frecuentemente a una impotencia en el varón y a una falta de excitación en la mujer, pero no solamente entre ellos sino hacia cualquier otra persona. También influye en esta disminución del deseo la carencia de fantasías sexuales o los traumas y vivencias de la infancia, no necesariamente en el terreno sexual sino más bien en el afectivo. Una persona que en su niñez y adolescencia no haya recibido cariño, comprensión, y se haya visto seriamente reprimido en sus deseos afectivos, con seguridad estará muy condicionada posteriormente para tener una relación agradable.

Algunas disfunciones psicológicas

Las disfunciones pueden ser primarias, esto es, que no haya existido nunca un deseo sexual, ni siquiera reprimido o imaginario, siendo la causa normalmente un conflicto psíquico, o secundarias, las cuales aparecen después de haber mantenido relaciones normales después de un período más o menos largo. Estos casos son bastante frecuentes y se dan en personas que, o bien se han limitado a ciertas situaciones (solamente masturbación), o con determinadas parejas (solo con prostitutas o aventuras ocasionales.) Estas personas suelen tener sentimientos de culpa, de vergüenza (hay quien no puede permanecer totalmente desnudo delante del otro), de frustración (en realidad sentía envidia de las parejas que se amaban), o de ansiedad (su gran deseo le produce una neurosis que le hace fracasar o provoca un rechazo de la pareja.) No obstante, no se puede hablar de disfunción si la persona es capaz de tener sensaciones orgásmicas mediante la masturbación o la imaginación.

Entre las causas psicológicas más frecuentes tenemos:

La **hostilidad** hacia la pareja o en general hacia el otro sexo. Esta hostilidad suele ser manifiesta o permanecer escondida en el inconsciente, sin que ambos la perciban. Una pareja que no nos trate como necesitamos, con mucha más razón en la cama, es obvio que nos producirá un rechazo difícil de superar, de la misma manera que las vivencias nefastas en las relaciones con el otro sexo (no necesariamente en materia sexual), nos provocarán una aversión y hostilidad intensas. Culpar al otro sexo o a los compañeros afectivos de nuestro infortunio, suele manifestarse de forma clara en nuestra actitud sexual.

El **miedo** al sexo, a los genitales o al desnudo (propio o del otro), suelen ser muy habituales en jóvenes o personas con ninguna experiencia sexual y para corregirlo basta encontrar una pareja adecuada. No hay manera más efectiva de perder complejos y temores en asuntos de cama que tener a nuestro lado una persona amable y comprensiva. Sin embargo, son frecuentes los episodios de miedo en personas que no están satisfechas con su físico, bien sea por deformidades reales o un sentido de la belleza equivocado, para los cuales el acto sexual es un examen que no desearían pasar porque temen suspender. Así, mientras que los hombres tienen una obsesión generalizada por su pene, especialmente en cuanto al tamaño, las mujeres son muy sensibles a la belleza pura: la obesidad, la celulitis o los pechos pequeños o mal formados. También existe miedo a tocar los genitales de la pareja, a la pérdida del control que necesariamente van a tener durante el orgasmo, a necesitar tener relaciones frecuentes y que su pareja lo perciba, y por supuesto al embarazo, verdadera fuente generadora de problemas de pareja.

El miedo al fracaso, no solamente en el hombre, sino también en la mujer que no logra excitar a su pareja o no consigue tener el orgasmo, el deseo desmedido de tratar de agradar a su pareja olvidándose de uno mismo, o la exigencia del otro para hablar de temas sexuales tan íntimos que desearíamos no mencionar, nos llevan a una falta de comunicación y a evitar la relación sexual.

La **culpabilidad** aparece no solamente cuando alguien ha realizado un acto reprobable (infidelidad) hacia su pareja, sino incluso si uno de los dos es más feliz, más sano o más triunfador que el otro. También es frecuente este sentimiento cuando nos autoanalizamos y nos consideramos causa de las depresiones o ansiedades del otro o recordamos la última discordia entre ambos.

La **ansiedad** se manifiesta cuando tenemos que realizar una postura o modo sexual que no nos agrada, como pueden ser la duración excesiva o corta del acto sexual, el sexo bucal o ciertas posiciones o tocamientos que no corresponden a nuestras apetencias. También aparece cuando nos damos cuenta del inevitable proceso de envejecimiento por el cual ya no podemos hacer el acto sexual como antes, ni nuestro cuerpo goza de la belleza y fortaleza que tenía. En todos estos casos, la sola idea de tener que realizar el coito nos supone un estado de ansiedad grande, el cual preferiríamos evitar.

La **ignorancia** en materia sexual y, mucho más importante, la mala información, llevan a muchas personas a odiar el sexo y contribuir a que el otro lo odie. El dejarse influir por los actos amorosos que reflejan en el cine, en el cual todo es una intensa pasión y felicidad, lo mismo que escuchar a personas que manifiestan su total falta de interés por el sexo, nos llevan a una situación muy alejada de la realidad. Por supuesto en esta ignorancia están las creencias religiosas que repudian el sexo como un modo de felicidad, los comentarios de las madres sobre la voracidad desagradable de los hombres, el tamaño erróneo de los órganos genitales, el supuesto modo correcto de hacer el amor y hasta lo que supuestamente podemos esperar de una relación sexual satisfactoria. Hay quien piensa que la primera relación es la auténtica, la verdadera y la única digna de recordar, del mismo modo que hay quienes tienen una fijación absoluta en un amor que se perdió. También hay quienes basan su vida afectiva en los refranes o en las modas o elaboran su propio criterio en las experiencias de sus amigos o padres.

Otros factores

La ED psicológica (principalmente el nerviosismo y la ansiedad) afecta al 90 por ciento de los adolescentes y los hombres jóvenes. Estos eventos son de corta duración.

El estrés personal y profesional, como los problemas de la relación, son la principal razón de ED en hombres de mediana edad.

Aunque la impotencia física se cree que es la causa más común para los hombres mayores, no es cierto, pues la pérdida de una pareja y la soledad también puede causar estrés psicológico. Igualmente, el cambio de pareja puede contribuir a solucionarlo o empeorarlo si se manifiesta el miedo al fracaso.

Problemas de pareja

Una pareja malavenida lo será igualmente durante la relación íntima. Las emociones terminan por manifestarse en el cuerpo y no hay respuesta corporal adecuada.

Falta de interés por la pareja

El abandono del cuidado personal, la higiene deficitaria y el poco afecto, así como la rutina, terminan por pasar factura.

El consumo de drogas

Uso de alcohol: un poco de alcohol puede desinhibir, pero pasado un límite, el varón pierde su potencial físico.

Fumar

Un análisis en hombres menores de 40 años encontró que el tabaquismo fue un factor de ED entre el 41 por ciento de los hombres menores de 40 años. Si es un fumador fuerte, las probabilidades de desarrollar ED son mucho más altas. Sin embargo, dejar de fumar puede mejorar los síntomas. Tenga en cuenta que con la edad, el tabaco aumenta los problemas y enfermedades.

CAPÍTULO 7

SOBRE EL ÓXIDO NÍTRICO

El óxido nítrico es un tipo de gas natural reactivo que tanto las plantas como los animales producen.

Actúa como una molécula mensajera que transmite señales a las células en los sistemas cardiovascular, nervioso e inmune. La posesión de un radical libre por la molécula de óxido nítrico la hace mucho más reactiva que otras moléculas de señalización, y su pequeño tamaño le permite difundirse a través de las membranas celulares y las paredes para realizar una serie de funciones de señalización en varios sistemas corporales. El cuerpo sintetiza óxido nítrico a partir del aminoácido L-arginina por medio de la enzima óxido nítrico sintasa.

El sitio principal de la síntesis de la molécula es la capa interna de los vasos sanguíneos, el endotelio, aunque la molécula también es producida por otros tipos de células. Desde el endotelio, se difunde a las células musculares lisas subyacentes y hace que se relajen. Esta relajación hace que las paredes de los vasos sanguíneos se dilaten o ensanchen, lo que a su vez aumenta el flujo sanguíneo a través de los vasos sanguíneos y disminuye la presión sanguínea. El papel del óxido nítrico en la dilatación de los vasos sanguíneos lo convierte en un importante controlador de la presión arterial.

El óxido nítrico también es producido por las neuronas y es utilizado por el sistema nervioso como un neurotransmisor para regular las funciones que van desde la digestión hasta el flujo sanguíneo, la memoria y la visión. En el sistema inmune, el óxido nítrico es producido por los macrófagos, que son un tipo de leucocito que engulle las bacterias y otras partículas extrañas que han invadido el cuerpo, parásitos y las células tumorales al interrumpir su metabolismo.

El papel del óxido nítrico en la regulación del flujo sanguíneo y la presión es utilizado por la medicina moderna de varias maneras. La nitroglicerina se ha utilizado desde finales del siglo XIX para aliviar la afección conocida como angina de pecho, que es causada por un suministro insuficiente de sangre al músculo cardíaco. Desde hace mucho tiempo se sabe que la nitroglicerina logra su efecto terapéutico al dilatar las arterias coronarias (lo que aumenta el flujo de sangre al corazón), pero no se sabía por qué hasta finales de la década de 1980, cuando los investigadores se dieron cuenta de que la droga sirve para reponer el suministro del organismo de óxido nítrico, disponible para relajar, y por lo tanto ampliar, los vasos sanguíneos coronarios.

Cómo aumentar el óxido nítrico en su cuerpo

La forma más común de aumentar el óxido nítrico es a través del ejercicio. Cuando corremos o levantamos pesas, los músculos necesitan más oxígeno que es suministrado por la sangre. A medida que el corazón bombea con más presión para suministrar sangre a los músculos, el revestimiento de las arterias libera óxido nítrico en la sangre, lo que relaja y ensancha la pared del vaso, permitiendo que pase más sangre. A medida que envejecemos, nuestros vasos sanguíneos y el sistema de óxido nítrico se vuelven menos eficientes debido al daño de los radicales libres, la inactividad y la mala alimentación, lo que hace que nuestras venas y arterias se deterioren.

La investigación sugiere que a medida que una persona envejece, su capacidad de producir ON suficiente en los revestimientos de la arteria, disminuye.

Los beneficios de la L-arginina van más allá de producir ON para ayudar con la circulación, y también tiene un papel importante en la señalización nerviosa, la replicación celular y la lucha contra el estrés oxidativo que produce enfermedades y signos de envejecimiento, por ejemplo:

Fertilidad

Una serie de estudios han demostrado que la L-arginina está involucrada en el proceso de replicación celular adecuada, además de mejorar la circulación sanguínea, por lo que puede ayudar a mejorar tanto la producción de espermatozoides como su movilidad. Los hombres que tienen problemas cardiovasculares ligados a bajos niveles de ON en la sangre, son más propensos a sufrir de disfunción eréctil y problemas de fertilidad, ya que una erección requiere la relajación de los músculos lisos provocados por el óxido nítrico. Aunque no es efectivo para todos los hombres, un porcentaje significativo de casos de infertilidad masculina (hasta 92 por ciento, según algunos estudios) puede ser tratado con suplementos de L-arginina combinados con otros dilatadores, antioxidantes o antiinflamatorios.

Algunas investigaciones sugieren que los altos niveles de estrés pueden reducir la presencia de L-arginina en la vía de producción de espermatozoides, por lo que los hombres excesivamente estresados pueden beneficiarse especialmente de la suplementación. Una combinación de L-arginina, L-glutamato y clorhidrato de yohimbina se usan comúnmente para tratar la disfunción eréctil y parecen funcionar mejor que la L-arginina sola. De hecho, muchos de los medicamentos más comúnmente prescritos para ED (ejem. Viagra), trabajan de forma similar a la L-arginina aumentando la producción de óxido nítrico.

Incluso las mujeres pueden experimentar mejor ayuda reproductiva de la L-arginina y en ocasiones los médicos prescriben cremas tópicas que contienen este aminoácido para ayudar a curar problemas sexuales y tratar la fertilidad en ambos sexos, ya que mejora la circulación a los tejidos genitales. Además, hay algunas investigaciones que sugieren que el tratamiento con N-acetil cisteína (NAC) y L-arginina juntos puede ayudar a equilibrar las hormonas y restaurar la función sexual normal en mujeres con síndrome de ovario poliquístico y desequilibrios de estrógenos. Otros estudios sugieren que la L-arginina usada con hierbas como chasteberry (Vitex), extracto de té verde y suplementos antioxidantes mejoran las tasas de embarazo, aunque para estos casos se requiere control médico.

CAPÍTULO 8

¿ES POSIBLE AGRANDAR EL PENE?

El pene NO es un músculo, y no debe de ser tratado como tal. Hay ejercicios para que los músculos crezcan, pero es un error de severas consecuencias someter al pene a trabajos con cierto tipo de pesas con la idea de que así crece y se fortalece.

El tamaño del pene y la cantidad y calidad de la actividad sexual, está determinado por 3 factores:

• La concentración de DHT (Deidrotestosterona) en los tejidos locales del pene.
• La hormona gonadotropina coriónica.
• La hormona DHEA.

También es importante:

• La cantidad del neurotransmisor Acetilcolina y del coadyuvante eréctil Oxido Nítrico (ON) en los órganos genitales.
• El volumen de sangre disponible, el cual depende del estado de salud del sistema cardiovascular completo.

DHT (Deidrotestosterona)

Es muy posible que ya haya leído algo sobre la testosterona. Es una hormona que es necesaria para el desarrollo normal de los genitales externos (masculinos), incluso desde el primer trimestre de la vida fetal. Estas son algunas de sus principales acciones en la etapa de desarrollo:

- Promover el crecimiento del escroto, pene y de las glándulas secretoras sexuales.

- Aumentar el peso y crecimiento testicular.

- Estimular la producción de esperma.

- Aumentar la libido o deseo sexual.

Y como efectos adicionales se presentan:

- Incremento de la masa muscular (acción anabólica).

- Proliferación de las glándulas sebáceas. Esto explica la frecuente aparición de acné en los adolescentes.

- Engrosamiento de la piel.

- Hipertrofia de la laringe (lo cual produce el cambio de voz, de niño a púber).

- Distribución de vello en pubis, tronco y barba.

- Comportamiento más varonil, agresivo y muscular.

Para que la testosterona sea adecuadamente fabricada, es necesaria la presencia del neurotransmisor Dopamina en el cerebro. Sin la adecuada cantidad, la cadena de producción de testosterona no se puede desarrollar.

La testosterona es producida entre dos grupos de glándulas, las testiculares y las adrenales.

Estas dos glándulas producen sustancias pro-testosterona, tales como DHEA (Dehidro-epiandrosterona) y colesterol. A través de varias etapas, estas son convertidas en testosterona y en una forma final muy potente, la DHT (Dehidrotestosterona).

El hígado es el órgano que produce las enzimas necesarias para que este proceso de fabricación se lleve a cabo. Dichas enzimas también son necesarias en la fabricación de los siguientes neurotransmisores esenciales para tu sistema sexual y nervioso: Acetilcolina, Serotonina y Dopamina.

El 42% de hombres mayores de 45 y el 65% de los mayores de 60 tienen déficit de testosterona, especialmente los hombres obesos, los que habían dejado de fumar o los que estaban deprimidos.

Los defensores de este tipo de terapias argumentan que efectivamente a edades avanzadas los niveles adecuados de estas hormonas mejoran de forma significativa la calidad de vida, y es cierto, además de mejorar masa muscular, fuerza, masa ósea, etc.

Sin embargo, generalmente, la terapia con testosterona (HRT) no mejora el encogimiento testicular. Además, la vinculación de la testosterona con el cáncer de próstata es una vieja historia y aunque no hay evidencia de que pueda producir la enfermedad, podría exacerbar una condición existente.

La droga se aplica ahora mediante una crema de uso tópico que se aplica en las axilas.

GONADOTROPINA CORIÓNICA (HCG)

En los hombres, la HCG imita a la hormona luteinizante y ayuda a restaurar y mantener la producción de testosterona en los testículos. Debido a esto, se utiliza comúnmente durante y después de los ciclos de esteroides para mantener y restaurar el tamaño testicular, así como la producción de testosterona endógena. Sin embargo, si la HCG se utiliza durante demasiado tiempo y en una dosis demasiado alta (con el consiguiente aumento de la testosterona natural), eventualmente inhibirá su propia producción a través de retroalimentación negativa sobre el hipotálamo y la hipófisis.

Aunque gracias a que la HCG los testículos comienzan a producir testosterona, esto no ocurre en los hombres que tienen principios de hipogonadismo, un desarrollo testicular insuficiente por disfunción de las células de Leydig en los testículos.

En los hombres suele ser usada para molestias de la pubertad, como los testículos no descendidos y desordenes en la fertilidad.

Por otra parte, el hipogonadismo secundario podría ser causado en algunos casos por eventos como trauma, estrés extremo y evento emocionales. Pero todo esto puede ser revertido si usamos HCG.

Referente a la atrofia testicular, la HCG puede ser administrada para inducir una estimulación a corto plazo en los testículos y la producción de testosterona. Normalmente se hace esto para combatir la atrofia testicular originada por el uso de esteroides.

De acuerdo al Centro Médico del Sudoeste de la Universidad de Texas, los niveles de HCG deben ser menores a 5 mU/ml y en los hombres, el aumento de los niveles de HCG está asociado con el cáncer de los testículos.

Pero aunque sabemos todo esto, parece ser que nadie ligado a la industria farmacéutica ha encontrado soluciones definitivas para los problemas hormonales ligados al sexo.

CAPÍTULO 9

CÓMO MEJORAR LAS ERECCIONES

Si necesita estimular vigorosamente su pene para lograr una erección, entonces NO está en una situación óptima. Eso no es una erección espontanea. Una erección espontánea ocurre cuando con sólo pensar en alguien que gusta se logra que la erección ocurra, o bien, con un masaje ligero en el área genital, no directamente en el pene.

Si no se tienen erecciones espontáneas, esto se debe a que las terminaciones nerviosas del sistema parasimpático que se encuentran en tu pene, no tienen la cantidad suficiente del neurotransmisor acetilcolina. Como resultado, el Oxido Nítrico (ON) no puede ser liberado.

Bueno, no se desaliente, pues posiblemente necesita pensar en un tipo de persona especial para ello. No basta cualquiera. A los 20 años una muñeca hinchable podría ser un delirio imaginativo, pero a partir de los 50 se necesitan personas reales.

El óxido nítrico se requiere para la producción del dilatador eréctil cGMP (Guanosina Monofosfática cíclica), una sustancia directamente responsable de excitar y dilatar las arterias del tejido esponjoso del pene, con lo que miles de pequeñas esponjas que se llenan de sangre hacen que las pequeñas cámaras interconectadas entre si se expandan y agranden al pene. Conforme el pene va creciendo, las venas son forzadas a mantener el flujo de sangre en un sentido… es entonces que se dice que el pene está erecto.

73

Las sustancias Oxido Nítrico (ON) y cGMP, que inician y controlan este proceso, se producen sólo cuando existe suficiente acetilcolina. Si no hay suficiente, entonces el resultado es disfunción eréctil (impotencia).

Así que y puesto que el proceso de erección empieza con la presencia de acetilcolina en los nervios parasimpatéticos del pene y genitales, la importancia de este elemento para el adecuado funcionamiento de estas terminales nerviosas es muy alta; tanto, que el ángulo de la erección del pene está directamente correlacionado con ella: si la erección es horizontal o apunta hacia abajo, entonces es seguro que hay una severa deficiencia de acetilcolina.

Una solución:

Para solucionar este problema y levantar el ángulo de las erecciones, será necesario darle al cuerpo suplementos de Colina que se puede encontrar en algunas de las formulas vitamínicas que se usan para mejorar el sistema nervioso y la memoria. No es el único producto, pero se puede empezar por ello.

La sustancia más común para agregar la Colina al cuerpo es la Fosfatidilcolina, la cual está formada en un 20–30% de Lecitina. Otras dos sustancias –menos comunes- son el Cloruro de Colina y el Bitartrato de Colina. Además, para acelerar la conversión de Colina en Acetilcolina, se necesita la vitamina B5 (también conocida como Acido Pantoténico) y Vitamina C.

De acuerdo con la FDA (Food and Drug Administration) de Estados Unidos, la ingesta adecuada de Colina es de 550 mg/día para los hombres y el nivel más alto tolerable para hombres adultos es de 3,5 gramos/día. Si se ingiere más de esta última cantidad, pueden presentarse efectos secundarios como hipotensión (baja presión), sudoración y diarrea. Sin embargo, puede darse el caso de tener la suficiente acetilcolina y que los nervios parasimpáticos exciten a las arterias para que empiecen a llenar las cámaras en el pene. Como resultado, el pene empieza a crecer, pero no se levanta directamente hacia arriba. En este caso, la culpa se debe a la producción insuficiente de Oxido Nítrico (ON) y cGMP.

Una ayuda dietética sería tomar Alpha GPC (l-alpha-glyceryl phosphoryl choline) o, simplemente, lecitina de soja.

La deficiencia del neurotransmisor dopamina, el cual es el responsable de desencadenar la cadena de producción de la testosterona, se puede preservar a través de inhibir su uso para producir Adrenalina (la hormona del estrés). Una indicación de que efectivamente hay demasiada dopamina que se convierte en Adrenalina, es la sensación constante de ansiedad, nerviosismo, cambios bruscos de humor, e incluso ataques de pánico, sin razón aparente.

El cuerpo fabrica la serotonina a partir del precursor 5-HTP (5-Hidro-Triptófano) el cual es elaborado por el aminoácido esencial Triptófano. Una vez que ya no hay deficiencia, todo está en calma. A nivel sexual, los problemas de eyaculación prematura se desvanecerán, y la duración se prolonga. Sin embargo, es cuestionable tomar suplementos de 5-HTP y es mejor tomar el aminoácido L-Triptófano. También es posible tomar estos aminoácidos de una fuente natural rica en ellos, como la Proteína de Suero de Leche, que entre otros, contenga L-Triptofano y L-Fenilalanina que al estar ligados a proteínas de manera natural, son completamente seguros.

Si los niveles de Dopamina y Serotonina son normales (no hay nerviosismo, estrés, pero tampoco excesivamente calma y relax) entonces el problema con las erecciones es por un trabajo deficiente del hígado. En relación al tema que estamos tratando, la función del hígado es proporcionar la enzima 5-Alpha-Reductasa la cual hace la conversión de testosterona a DHT.

CAPÍTULO 10

TRATAMIENTO MÉDICOS

Desde el descubrimiento de que el fármaco sildenafil (Viagra) tenía un efecto sobre las erecciones penianas de los hombres, la mayoría de las personas se han dado cuenta de que la disfunción eréctil es una condición médica tratable. No obstante, los hombres que tienen un problema con su rendimiento sexual pueden ser reacios a hablar con su médico, viéndolo como una cuestión embarazosa. Sin embargo, los médicos están acostumbrados a tratar asuntos potencialmente embarazosos en consultas privadas y la disfunción eréctil es ahora bien entendida, y hay varios tratamientos disponibles.

El tratamiento para la DE dependerá de la causa subyacente y es posible que se necesite usar una combinación de tratamientos, incluyendo medicamentos, cambios de estilo de vida o terapia psicológica.

Medicamentos

Los siguientes medicamentos estimulan el flujo de sangre en el pene:

Alprostadil (Caverject, Edex, Muse).

Viene como una solución para inyección. Lo inyectará directamente en su pene varios minutos antes de tener relaciones sexuales. Puede usarlo según lo necesite hasta tres veces por semana.

Los efectos secundarios más comunes de este medicamento incluyen enrojecimiento e irritación en el sitio de inyección.

Avanafil (Stendra)

Se trata de una droga oral que hay que tomarla unos 15 minutos antes de tener relaciones sexuales, pero no más de una vez por día.

No debe usar nitratos mientras se toma este medicamento, como isosorbida y nitroglicerina, pues puede causar presión arterial severamente baja e incluso la muerte.

Otros efectos secundarios incluyen dolor de cabeza, rubor (enrojecimiento y calentamiento de la cara), presión arterial baja, cambios en la visión, como visión borrosa, ver halos (círculos alrededor de objetos) o cambios en el aspecto rojo y verde. También, tinnitus (zumbido en los oídos) y sonidos extraños.

Sildenafil (Viagra)

La Viagra solo está disponible como tableta oral y debe tomarse sólo una vez al día, aproximadamente una hora antes del sexo.

Los efectos secundarios más comunes incluyen: dolor de cabeza, enrojecimiento, dolor de barriga, cambios en la vista.

Tadalafil (Cialis)

Es un medicamento oral que aumenta el flujo sanguíneo en todo su cuerpo. Se suele tomar aproximadamente 30 minutos antes del sexo y puede funcionar hasta 48 horas.

Los efectos secundarios más comunes son: dolor de cabeza, náuseas, enrojecimiento, dolor de barriga, cambios en la vista.

Testosterona

La testosterona es la hormona sexual principal en el cuerpo masculino y juega muchos roles en la salud en general. Los niveles de testosterona disminuyen naturalmente con la edad. Este cambio puede conducir a ED y otros problemas, como fatiga, bajo impulso sexual, recuento de espermatozoides reducido y aumento de peso.

Los médicos a veces prescriben testosterona para tratar la disfunción eréctil, pero la droga viene con riesgos. Puede aumentar la posibilidad de un ataque al corazón o un derrame cerebral y debido a estos riesgos, se recomienda que solamente la utilicen hombres que tienen baja testosterona. Si los niveles son demasiado altos, el médico detendrá el tratamiento o reducirá la dosis.

Los efectos secundarios más comunes de la testosterona incluyen: acné, crecimiento de la próstata, retención de líquidos que causa hinchazón, mal humor, apnea del sueño (respiración interrumpida durante el sueño).

Vardenafil (Levitra, Staxyn)

Se suele tomar 60 minutos antes del sexo una vez por día.

Los efectos secundarios más comunes son: dolor de cabeza, náuseas, mareos.

Son inhibidores de la PDE-5

Otros

Las opciones de fármacos menos utilizados incluyen la **prostaglandina E1**, que se aplica localmente, en el pene (ya sea inyectado en ella o insertado por la abertura en la uretra).

Aparatos de vacío

Los aparatos de erección de vacío son una forma mecánica de producir una erección para los hombres que no quieren o no pueden usar tratamientos con medicamentos. El pene se hace rígido por el uso de una bomba de vacío sellada alrededor. La falta de espontaneidad con el uso de dispositivos de vacío significa que muchos hombres encuentran preferibles otros tratamientos para la disfunción eréctil.

Tratamientos quirúrgicos

Existen varias opciones de tratamiento quirúrgico:

Implantes de pene

Esta es una opción final reservada para los hombres que no han tenido ningún éxito con tratamientos de drogas y otras opciones no invasivas.

Cirugía vascular

Otra opción quirúrgica para algunos hombres es la cirugía vascular, que intenta corregir algunas causas de los vasos sanguíneos de la disfunción eréctil. La cirugía es un último recurso y sólo se utilizará en los casos más extremos. El tiempo de recuperación varía, pero las tasas de éxito son altas.

CAPÍTULO 11

PROBLEMAS ANEXOS

Eyaculación prematura

Tanto o más que la impotencia, la eyaculación prematura es el azote y el infortunio para quien la padece. Se considera así cuando no ha habido tiempo de satisfacer sexualmente a la pareja, aunque no se puede hablar de anomalías en función del tiempo que dura el coito. Y como puede ocurrir que la pareja tenga un orgasmo retardado y esto obligue a un tiempo de erección imposible de mantener, podríamos definir el término "eyaculación precoz" a cuando la eyaculación se produce antes de que el individuo lo desee, no estando, por tanto, en dependencia de su pareja.

Los estudios estadísticos son poco fiables, la gente miente mucho en las encuestas, ya que nos hablan de un mínimo de 2 minutos de coito, aunque se dice que la mayoría de los hombres sienten necesidad de eyacular en ese corto período y que deben realizar un esfuerzo para contenerse en espera de la respuesta más retardada de su pareja.

Además, en los adolescentes la eyaculación es casi siempre precoz, lo mismo que en personas que tienen relaciones impetuosas y escabrosas, en lugares públicos o poco propicios. En ambos casos tampoco se puede hablar de prematura.

Cuando una persona adulta, después de una vida sexual activa, continuada y si es posible con parejas diferentes, sigue teniendo una eyaculación en los dos primeros minutos, incluso sin penetración, es el momento de intentar curarle. Para ello primero hay que tranquilizarle y hacerle que realice al acto sexual sin prisas y con calma. Se le darán técnicas adecuadas para detener el orgasmo y con ello prolongar el coito, así como para parar de moverse en el momento adecuado, reanudando el acto a los 30 segundos. Se realizan cuatro o cinco paradas, con el fin de que el acto sexual dure al menos 5 minutos, siendo lo ideal 10. Después de unos cuantos días de entrenamiento la persona ya ha aprendido a controlar sus emociones y puede considerarse curado.

Orgasmo retardado o refractario

Es curioso que mientras que para miles de hombres la eyaculación precoz es su gran problema sexual y darían su brazo derecho por lograr una penetración que permaneciera al menos 10 minutos, para unos pocos su problema precisamente es la imposibilidad de eyacular dentro de unos cánones lógicos. Por supuesto, estos hombres no consiguen nada con la masturbación, salvo agotar la mano, ya que si tener debajo (o encima) a una persona sedienta de amor no les alienta lo suficiente, imagínense en solitario.

Aunque existen algunos medicamentos que pueden provocar este síntoma, como es el caso de las fenotiazinas (antipsicóticos) y algunos antihipertensivos, y enfermedades que afecten a la médula espinal como es el caso de la esclerosis múltiple, lo normal es que se conserve la erección y que las causas sean psicológicas. Tampoco debemos confundir la eyaculación retardada con la retrógrada en la cual existe una pequeña eyaculación que no llega a salir al exterior y que proporciona un orgasmo normal. Algunos medicamentos, como la amitriptilina (antidepresivo), pueden provocar estos efectos secundarios.

También suele confundirse este retardo o incapacidad de eyacular con la ausencia de esperma, bien sea porque se haya expulsado anteriormente sin notarse (no ha existido orgasmo) o porque no ha habido tiempo para "recargar la batería". En aquellas circunstancias en las cuales ha existido orgasmo y no se perciba la eyaculación, es posible que sea por una retracción del líquido o porque la cantidad sea tan pequeña que se confunda con otras secreciones. Estos casos son muy frecuentes entre jóvenes inexpertos, los cuales tienen relaciones sexuales sin tomar precauciones severas contra el embarazo, pensando que se retirarán a tiempo, antes de eyacular. Confunden eyaculación con orgasmo y por eso es muy fácil dejar embarazada a la pareja.

Los medios mecánicos que se utilizan para corregir esta disfunción consisten en provocar la eyaculación primeramente con la mano, después mediante el roce con los labios de la vagina y finalmente dentro. Este proceso de estimulación lleva algún tiempo y la respuesta no es inmediata, ya que lo que se pretende es aumentar la sensibilidad del pene al frotamiento y con ello lograr una respuesta más intensa durante el coito.

CAPÍTULO 12

REMEDIOS NATURALES

Bien, la medicina natural es pródiga en remedios para lograr que las personas se amen más y durante más tiempo, y para conseguir que, aunque los sentimientos no sean favorables a la relación íntima, el cuerpo responda a los requerimientos.

La lista es grande y no podemos recomendable ninguno de manera especial, aunque todos tienen su prestigio en este campo.

AJEDREA DE JARDÍN (*Satureja khuzestanica*)

Pertenece a la familia Lamiaceae y se trata de una planta endémica que se distribuye ampliamente en la parte sur de Irán.

En las pruebas, se administró por vía oral a dosis de 75, 150 y 225 mg / kg / día durante 45 días a través de agua potable. Las ratas tratadas y de control se aparearon con hembras el día 45 de tratamiento y hubo un aumento significativo de todos los parámetros evaluados, como la potencia, la fecundidad, el índice de fertilidad y el tamaño de la camada. Hubo un aumento en la testosterona plasmática, la calidad de los espermatozoides, la espermatogénesis y la fertilidad, mejorando el estrés tóxico y el daño en el ADN. Se concluye que los efectos tóxicos en la androgénesis y la espermatogénesis están mediados por radicales libres y que esta planta posee capacidad antioxidante, mejorando el hipertiroidismo.

También se incrementaron las concentraciones de FSH y testosterona, el peso de los testículos, las vesículas seminales y los pesos ventrales de la próstata. El análisis histopatológico mostró que en ratas macho tratadas aumentó el número de espermatogonios, cordones espermátides, células de Leydig y espermatozoides. Además, en estos grupos, las células de Sertoli eran hipertróficas.

La complementación de esta planta, más Vitamina E como antioxidante, es útil para atenuar la peroxidación lipídica y puede beneficiar potencialmente a los pacientes con hipertiroidismo.

ALMENDRO MALABAR (*Catappa de terminalia*)

Se trata de un gran árbol tropical que pertenece a la familia Combretaceae y que tiene un importante potencial afrodisíaco. Administradas las semillas en dosis de 1500 mg / 3000 mg por vía oral durante 7 días, se observó una mejora notable de la acción afrodisiaca y el vigor sexual.

AZAFRÁN (*crocus sativus*)

El Crocus sativus L., comúnmente conocido como azafrán, es un tallo perenne, que pertenece a la familia Iridaceae y se cultiva ampliamente en Irán y otros países, incluyendo India y Grecia. En la medicina tradicional, se recomienda el azafrán como agente afrodisíaco. Se han estudiado los efectos del extracto de estigma de azafrán y dos componentes activos, crocina y safranal, sobre los comportamientos sexuales en ratas macho.

El extracto acuoso de crocin, safranal y sildenafil como control positivo y solución salina, se administraron por vía intraperitoneal a ratas macho, midiéndose la frecuencia de intromisión (IF) y frecuencia de erección (EF). Se encontró que el *crocus sativus*, en todas las dosis, aumentó los comportamientos saludables, revelándose la actividad afrodisíaca del extracto acuoso de azafrán.

Se realizó un estudio cruzado para comparar la eficacia y la seguridad del citrato de sildenafil y el azafrán para tratar la DE en hombres que no habían recibido tratamiento, pero los datos fueron muy inestables.

CIHUAPATLI o ZOAPATLE (*Montanoa tomentosa*)

La Montanoa tomentosa de la familia Asteraceae, tiene una amplia historia de uso como remedio tradicional para la discapacidad sexual. Los resultados de los estudios mostraron que la administración oral de extractos facilita la expresión del comportamiento sexual en varones. En total, estos datos revelaron una acción facilitadora de este extracto sobre la actividad sexual y particularmente sobre la excitación sexual.

Los datos mostraron que el extracto actúa directamente en el sistema espinal a cargo de la expresión de los motores eyaculadores y sugieren que el extracto crudo acuoso ejerce sus propiedades afrodisíacas al aumentar la potencia sexual actuando como un agente oxitócico.

DAMIANA (*Turnera diffusa*)

En la medicina popular, la Damiana de la familia Turneraceae, se considera como un afrodisíaco. Se le atribuyen las siguientes propiedades:

Estimulante del sistema nervioso y hormonal. Es un reputado afrodisiaco tanto en hombres como en mujeres. Es tónico nervioso, cerebral, aumenta la tensión arterial y mejora la memoria. Es ligeramente expectorante y laxante a dosis altas. Tiene sinergia con el ginseng en la frigidez e impotencia, y con el romero en el agotamiento muscular.

Otros usos:

Puede sustituir al té común y es desinfectante. En algunos países las hojas secas se emplean como sustituto del tabaco, pues produce euforia, aumento de la imaginación y posterior relajación. Mejora la fertilidad, eleva el nivel de testosterona en los varones, posee buenos efectos en el parkinsonismo y la orquitis (inflamación de los testículos).

DATILERA (*Phoenix dactylifera*)

Phoenix dactylifera (palmera datilera) de la familia Palmae es originaria de África del Norte y se ha cultivado extensamente en Arabia y el Golfo Pérsico. El polen de la palmera datilera

(DPP) se usa en la medicina tradicional para la infertilidad masculina. En un estudio experimental de Bahmanpour, se investigó el efecto del polen P. dactylifera, en los parámetros de esperma y el sistema reproductivo de ratas macho adultas. Observaron que su consumo mejoraba el número de espermatozoides, la motilidad, la morfología y la calidad del ADN, con un aumento concomitante en los pesos de los testículos y el epidídimo. La palmera datilera contiene componentes de estradiol y flavonoides que tienen efectos positivos en la calidad del esperma. No afecta significativamente el peso de la próstata y la vesícula seminal o la histología de los tejidos reproductivos. Del estudio, se concluyó que parece curar la infertilidad masculina mejorando la calidad de los parámetros espermáticos.

FADOGIA (*Fadogia agrestis*)

Fadogia pertenece a la familia de las rubiáceas, con un importante potencial afrodisíaco. Los resultados de las pruebas mostraron un aumento significativo en la eyaculación y la necesidad de apareamiento, y en las concentraciones séricas de testosterona en todos los grupos. El extracto acuoso del tallo de F. agrestis aumentó las concentraciones de testosterona en sangre y este puede ser el mecanismo responsable de sus efectos afrodisíacos y diversos comportamientos masculinos. Se puede usar para modificar las funciones sexuales dañadas, especialmente las derivadas de la hipotestosteronemia.

En comparación con el control, la administración de extractos durante 28 días con todas las dosis resultó en un aumento significativo de: relación de peso corporal, colesterol testicular, ácido siálico, glucógeno, ácido fosfatasa y actividades de glutamil transferasa, mientras que hubo una disminución significativa en las actividades de fosfatasa alcalina testicular, fosfatasa ácida, glutamato deshidrogenasa y concentraciones de proteína.

FOSFATIDILCOLINA

El papel de la fosfatidilcolina en el mantenimiento de la integridad de la membrana celular es vital para todos los procesos biológicos básicos, entre ellos el flujo de información que ocurre dentro de las células desde el ADN al ARN a las proteínas y la formación de energía celular y la comunicación intracelular o la transducción de señales. La fosfatidilcolina, tiene un marcado efecto fluidizante en las membranas celulares. Cuando se declara una disminución de la fluidización de la membrana celular y hay ruptura de la integridad de la membrana, así como el deterioro de los mecanismos de reparación, declarándose una serie de trastornos, que incluyen enfermedad hepática, enfermedades neurológicas, diversos cánceres y muerte celular.

Procedencia

La fosfatidilcolina es un químico contenido en huevos, soja, mostaza, girasol y otros alimentos. El término "fosfatidilcolina" a veces se usa indistintamente como lecitina, aunque los dos son diferentes. La colina es un componente de la fosfatidilcolina, que es un componente de la lecitina. Aunque estrechamente relacionado, estos términos no son lo mismo.

Debido a que el cuerpo usa fosfatidilcolina para fabricar acetilcolina, existe cierto interés en usarlo para tratar afecciones "centradas en el cerebro" como pérdida de memoria, enfermedad de Alzheimer, ansiedad, trastornos maníaco-depresivos y un trastorno del movimiento llamado disquinesia tardía.

La fosfatidilcolina también se usa para tratar la hepatitis, el eccema, la enfermedad de la vesícula biliar, los problemas de circulación, el colesterol alto y el síndrome premenstrual; para mejorar la efectividad de la diálisis renal; para impulsar el sistema inmune; y para prevenir el envejecimiento.

Tomar fosfatidilcolina por vía oral, junto con interferón, parece mejorar la función hepática en personas con hepatitis C y en quienes padecen colitis ulcerosa.

En la disfunción eréctil

La experiencia demuestra que es beneficiosa en hombres con diversos trastornos sexuales comunes. En un estudio preliminar, abierto, un grupo de 23 hombres tomaron dos cápsulas de 300 mg 3 veces al día durante 60 días. Los resultados mostraron mejorías significativas en el número de hombres con disfunción eréctil, en la pérdida de la libido y problemas de eyaculación. El tratamiento también mejoró significativamente la motilidad de los espermatozoides y el aumento del recuento de espermatozoides, aunque este último aumento no alcanzó el significado estadístico. Los investigadores, de Bulgaria, formularon la hipótesis de que este producto podría promover una reestructuración / regeneración de las membranas celulares y activar los sistemas enzimáticos unidos a la membrana.

Otras hierbas y complementos recomendadas para tratar ED

Estas hierbas han demostrado un efecto pro erección en animales como los conejos y las ratas y también en los hombres:

GINKGO BILOBA (*Ginkgo biloba*)

Composición: Antocianinas, flavonoides y ginkgólidos.

Usos medicinales:

Excelente venotónico en varices y hemorroides. Mejora la circulación cerebral, la insuficiencia circulatoria y la fragilidad capilar, siendo especialmente importante en ancianos.

Se comporta como un poderoso antioxidante, aumentando la cantidad de oxígeno disponible para el cerebro, al mismo tiempo que evita la coagulación excesiva de la sangre. Se cree que el Ginkgo también puede ayudar a mejorar la transmisión de información en las células cerebrales, el tiempo de reacción en pruebas de memoria, siendo especialmente eficaz en los pacientes con Alzheimer.

Otros usos:

Sabemos que el Ginkgo biloba puede aumentar el flujo de sangre al pene. Los investigadores descubrieron el efecto de gingko en la DE cuando los participantes masculinos en un estudio de mejora de la memoria, informaron erecciones mejoradas. Otro ensayo mostró una mejora en la función sexual en el 76 por ciento de los hombres que tomaban medicamentos antidepresivos. Esta es la razón por la cual los investigadores creen que el ginkgo puede ser efectivo para los hombres que experimentan DE debido a la medicación. Su efecto se centra en un aumento del volumen sanguíneo en los cuerpos cavernosos del pene, ejerciendo también como un moderado antidepresivo.

Dosificación

En el estudio donde los hombres informaron una respuesta positiva, los participantes tomaron cápsulas de 40 o 60 miligramos dos veces al día durante cuatro semanas. También estaban tomando medicamentos antidepresivos.

Contraindicaciones

Hay riesgo de sangrado, especialmente si está tomando medicamentos anticoagulantes.

GINSENG (*Panax quinquefolium*)

Durante muchos años, el ginseng Panax perteneciente a la familia Aralaceae, ha gozado de reputación como uno de los mejores afrodisíacos del mundo. La palabra Panax, de hecho, significa "curativo" en griego y, por lo tanto, es una referencia a las raíces, y sus propiedades revitalizantes para todo el cuerpo humano.

Como un neurotransmisor que induce la erección del pene, la liberación de ON se vio potenciada por el ginseng en el cuerpo cavernoso de los conejo in vitro. Los ginsenósidos potenciaron tanto la relajación activada por estimulación nerviosa transmural, como la inducida por acetilcolina asociada con un aumento de cGMP tisular. El último efecto fue eliminado por la tetrodotoxina y se asoció con una disminución del cGMP tisular. La relajación los cuerpos cavernosos potenciada por ginsenósidos fue atenuada por la nitro-l-arginina y oxihemoglobina, y potenciada por la superóxido dismutasa.

Se postula que la protección cardiovascular por el ginseng puede estar mediada en parte por la liberación de ON, y su liberación mejorada de las células endoteliales, puede explicar en parte el efecto afrodisíaco.

Se le atribuyen propiedades como:

Estimulante nervioso, hormonal y muscular, así como hipoglucemiante ligero, antiespasmódico y afrodisíaco. Se emplea con éxito en los decaimientos, agotamiento nervioso, estrés, fatiga intelectual, mala memoria y riego sanguíneo cerebral disminuido.

También para corregir los problemas nerviosos y hormonales de la menopausia, para aumentar las defensas inespecíficas, en la disminución prematura de la potencia sexual, como regulador de la presión sanguínea y en las diabetes no estabilizadas.

Dosis:

Hay que tomar 900-1000 miligramos de ginseng dos veces al día durante 6-8 semanas.

Esta planta se considera un tratamiento seguro, pero debe usarse solo a corto plazo (de 6 a 8 semanas). El efecto secundario más común es el insomnio. Puede interactuar negativamente con el alcohol, la cafeína y algunos medicamentos.

Toxicidad:

A pesar de que no tiene toxicidad, no hay que sobrepasar la dosis de dos gramos diarios.

Los estudios clínicos, en cuanto al pene se refiere, muestran una mejora significativa en:

Rigidez del pene

Circunferencia

Duración de la erección

Libido mejorada

Satisfacción general.

HIERBA DE CABRA ARRECHA (*Epimedium sagittatum - Horny goat leed*)

La planta ha sido empleada para restablecer la libido sexual, mejorar la función eréctil, aliviar la fatiga y las molestias menopáusicas. Ahora ya es conocida como una hierba popular tradicionalmente recomendada para la mejora de la sexualidad masculina y el agrandamiento del pene. La Hierba de cabra arrecha es endémica en Asia, y también se cultiva en toda Europa. Los derivados de Horny Goat Weed incluyen el Epimedium sagittatum y el Epimedium grandiflorum.

Se sabe que aumentan el óxido nítrico, que fundamentalmente aumenta el flujo de sangre a las extremidades. Contiene Icarrin que también inhibe la actividad de la PDE-5, que es el mismo principio que emplea la Viagra. Mediante la inhibición de la PDE-5 se pueden lograr y mantener mejores erecciones.

Debido a la capacidad de aumentar el óxido nítrico e inhibir el PDE-5, se le considera ahora como una versión natural de citrato de sildenafil. Se suele mezclar con Maca, arginina, Tríbulus terrestres, catuaba y tongkat ali.

JENGIBRE NEGRO (*Kaempferia parviflora*)

Pertenece a la familia Zingiberaceae, planta nativa del sudeste asiático, y se usa tradicionalmente para mejorar la función sexual masculina. Sin embargo, se han reportado pocos datos científicos en apoyo de este efecto. Los resultados mostraron que los extractos no afectan al peso de los órganos reproductivos, incluso después de 5 semanas. Sin embargo, la administración del extracto alcohólico disminuyó significativamente las latencias de inicio a la penetración y eyaculación en comparación con el control. No tiene ningún efecto sobre la fertilidad o la motilidad de los espermatozoides.

Por otro lado, el extracto de alcohol produjo un aumento significativo en el flujo sanguíneo al testículo sin afectar la frecuencia cardíaca y la presión arterial media. En otro estudio, también se investigó un efecto agudo del extracto alcohólico sobre el flujo sanguíneo al testículo. Los resultados indicaron que el extracto de alcohol tenía una actividad afrodisíaca, probablemente a través de un marcado aumento en el flujo sanguíneo al testículo.

L-ARGININA

La producción de Oxido Nítrico (ON) requiere abundancia de nitrógeno y esto le permite llegar a través de la sangre a los tejidos del pene y genitales como parte de la Hormona Humana de Crecimiento (HGH) y del aminoácido L-Arginina.

Una vez que el ON se encuentra presente en cantidades suficientes, en las arterias del pene empieza la producción de cGMP. Como sabemos, este es el dilatador eréctil y es esencial para tener una erección dura y completamente hacia arriba. Se puede ver que todo se reduce a tener la cantidad suficiente de cGMP en los tejidos del pene, y a tener la suficiente cantidad de Acetilcolina presente para iniciar el proceso de excitación espontanea.

La solución es igual de simple. Se necesita (además de Acetilcolina) abundancia de L-Arginina en la sangre que contribuirá también a incrementar la producción de la Hormona Humana de Crecimiento.

Entre los múltiples beneficios de la L-Arginina se encuentran los siguientes:

Estimula la liberación de la Hormona Humana de Crecimiento.

Mejora el sistema inmunológico.

Reduce el tiempo para sanar fracturas de huesos.

Reduce el riesgo de enfermedad cardiaca.

Incrementa la masa muscular.

Reduce el tejido adiposo.

Ayuda a mejorar la sensibilidad a la insulina.

Ayuda a bajar la alta presión arterial.

Incrementa la producción de esperma.

Incrementa la circulación por todo el cuerpo.

La L-Arginina en la disfunción eréctil y la infertilidad

Muchos hombres con enfermedades cardiovasculares también sufren de disfunción eréctil, lo que contribuye al estrés y afecta su calidad de vida. Es comprensible, pues las relaciones sexuales son parte esencial de la vida. El problema es que si los vasos sanguíneos del corazón están dañados, su corazón no recibirá la sangre como debería y si igualmente lo están los vasos sanguíneos del pene, no se puede mantener una erección. Por eso, tiene sentido que los niveles de óxido nítrico sean un factor importante en la función sexual y las investigaciones lo respaldan.

De hecho, esta es la forma en que actúan los medicamentos para la ED, aumentando la producción de óxido nítrico y relajando así los vasos sanguíneos, lo que aumenta el flujo sanguíneo del pene. Sin embargo, el precio que podría pagar por el consumo de estos medicamentos ED incluye una serie de efectos secundarios potencialmente peligrosos -incluyendo enfermedades cardíacas, derrame cerebral y esterilidad-, problemas de salud que claramente no conducirán a una vida larga, sana y apasionada.

La gran ventaja de la L-arginina es que aumenta la acción del óxido nítrico de manera muy similar a los medicamentos, pero sin los efectos secundarios potencialmente peligrosos. No obstante, hay que reconocerlo, no tiene el efecto tan decisivo como los medicamentos.

Los estudios científicos han demostrado que la L-arginina puede ser particularmente efectiva cuando se utiliza en combinación con otros dos agentes naturales: pycnogenol y yohimbina.

L-arginina y pycnogenol es una combinación que mejora la función sexual en hombres con ED, de acuerdo con un estudio realizado en el 2003.

L-arginina y yohimbina, también aumenta la excitación sexual en mujeres, de acuerdo con un estudio realizado en 2002 en mujeres posmenopáusicas con trastorno de excitación sexual.

Una serie de estudios han demostrado que la L-arginina está involucrada en el proceso de replicación celular adecuada, además de mejorar la circulación sanguínea, por lo que puede ayudar a mejorar tanto la producción de espermatozoides como su movilidad. Los hombres que tienen problemas cardiovasculares ligados a bajos niveles de ON en la sangre son más propensos a sufrir de disfunción eréctil y problemas de fertilidad, ya que una erección requiere la relajación de los músculos lisos provocados por el óxido nítrico. Aunque no es efectivo para todos los hombres, un porcentaje significativo de casos de infertilidad masculina (hasta un 92 por ciento, según algunos estudios) puede ser tratado con suplementos de L-arginina combinados con otros dilatadores, antioxidantes o antiinflamatorios.

Algunas investigaciones sugieren que los altos niveles de estrés pueden reducir la presencia de L-arginina en la vía de producción de espermatozoides, por lo que los hombres excesivamente estresados pueden beneficiarse especialmente de la suplementación. Una combinación de L-arginina, L-glutamato y clorhidrato de yohimbina se usan comúnmente para tratar la disfunción eréctil y parecen funcionar mejor que la L-arginina sola.

Incluso las mujeres pueden experimentar mejor ayuda reproductiva de la L-arginina y en ocasiones los médicos prescriben cremas tópicas que contienen este aminoácido para ayudar a curar problemas sexuales y tratar la fertilidad en ambos sexos, ya que mejora la circulación a los tejidos genitales. Además, hay algunas investigaciones que sugieren que el tratamiento con N-acetil cisteína (NAC) y L-arginina juntos puede ayudar a equilibrar las hormonas y restaurar la función sexual normal en mujeres con síndrome de ovario poliquístico y desequilibrios de estrógenos. Otros estudios sugieren que la L-arginina usada con hierbas como chasteberry (Vitex), extracto de té verde y suplementos antioxidantes, mejoran las tasas de embarazo.

La dosis

En cuanto a la disfunción eréctil, la ingesta diaria de 5 gramos de L-arginina parece mejorar la función sexual en hombres. La ingesta de dosis bajas podría no tener efecto, salvo que se empleen durante largo tiempo. Sin embargo, existe cierta evidencia que muestra que agregar 40 mg de Pycnogenol tres veces por día podría mejorar la efectividad de la dosis baja de L-arginina para tratar la DE.

Los estrógenos contribuyen con el control del flujo sanguíneo durante la respuesta sexual femenina (Musicki 2009) y su reducción parece desempeñar un papel importante en la regulación de la señalización de ON en los tejidos vaginales, aunque el mecanismo es poco conocido. La L-arginina ha demostrado ser esencial para la maduración sexual en ratas hembras.

MACA (*Lepidium meyenii*)

La Maca pertenece a la familia Cruciferae y es un hipocotilo peruano que crece exclusivamente entre 4000 y 4500 m en los Andes centrales. Se emplea tradicionalmente en la región andina por sus propiedades afrodisíacas y de mejora de la fertilidad.

Se hizo un experimento para determinar el efecto de la administración oral de un extracto lipídico purificado para analizar el apareamiento en ratones normales, y sobre el período latente de erección (LPE) en animales afectados por ED. La administración oral mejoró la función sexual de los ratones y las ratas, como lo demuestra un aumento en el número de intromisiones completas y el número de hembras positivas a espermatozoides en ratones normales, y una disminución en el LPE en ratas macho con DE. El estudio reveló por primera vez una actividad afrodisíaca de la Maca.

También se realizó un ensayo paralelo aleatorio, doble ciego, controlado con placebo, de 12 semanas en el que se comparó el tratamiento activo con diferentes dosis de Maca Gelatinizada con un placebo. El estudio tuvo como objetivo probar la hipótesis de que la Maca no tiene ningún efecto sobre los niveles séricos de hormonas reproductivas en hombres aparentemente sanos, cuando se administra en dosis usadas para propiedades afrodisíacas y / o que mejoran la fertilidad. Los datos revelaron que, en comparación con el placebo, la Maca no tuvo efecto sobre ninguna de las hormonas estudiadas ni las hormonas mostraron cambios a lo largo del tiempo. El análisis de regresión múltiple mostró que los niveles séricos de testosterona no se vieron afectados por el tratamiento con Maca en ninguno de los momentos estudiados. En conclusión, el tratamiento con Maca no afecta los niveles séricos de la hormona reproductiva.

También se realizó un ensayo paralelo aleatorio doble ciego controlado con placebo de 12 semanas en el que se comparó el tratamiento activo con diferentes dosis de Maca Gelatinizada con placebo para demostrar si el efecto de Maca en el informe subjetivo del deseo sexual era por efecto sobre el estado de ánimo o por los niveles de testosterona sérica. Se observó una mejora en el deseo sexual con Maca desde las 8 semanas de tratamiento y los niveles séricos de testosterona y estradiol no fueron diferentes en hombres tratados con Maca y en aquellos tratados con placebo.

El análisis de regresión logística mostró que la Maca tiene un efecto independiente sobre el deseo sexual a las 8 y 12 semanas de tratamiento.

Otros usos:

Reconstituyente natural para problemas de anemia, agotamiento físico y metal. Calcifica huesos y eleva el nivel de hemoglobina.

Dosificación

Los hombres que tomaron 3 gramos de maca por día durante 8 semanas informaron una mejoría en el deseo sexual, más a menudo que los hombres que no lo tomaron.

Aunque la maca es generalmente segura, los estudios muestran presión arterial elevada en personas con enfermedades del corazón que tomaron 0.6 gramos de maca por día.

MONDIA WHITEI

También conocido como el jengibre White, es particularmente popular en Uganda, donde las plantas medicinales son más comunes que la medicación. Se utiliza para aumentar la libido y controlar el bajo conteo de espermatozoides.

Mondia whitei es de la familia Periplocaceae y ha sido utilizado por muchos practicantes de medicina tradicional para el manejo de la disfunción eréctil. Se usa para aumentar la libido y también para controlar el recuento bajo de espermatozoides. Se ha investigado los parámetros de motilidad en la administración acuosa a los espermatozoides humanos in vitro y los resultados mostraron motilidad total significativamente mejorada, así como motilidad progresiva de una manera dependiente del tiempo. Esto respalda el uso de M. whitei especialmente en hombres afectados con astenozoospermia. Según Suresh-Kumar el extracto acuoso y hexano de M. whitei mostró una mejora sexual en ratas macho sin experiencia sexual. Esto se debe a la reducción del tiempo de vacilación de los machos sexualmente inexpertos hacia las hembras receptivas. Esto sugiere que el extracto acuoso y el hexano de M. whitei pueden actuar induciendo cambios en los niveles de neurotransmisores, modulando la acción de estos neurotransmisores en sus células diana o aumentando los niveles de andrógenos. Confirma la demostración del efecto adrenérgico de extractos acuosos y de hexano de M. whitei en la administración crónica in vivo en ratas.

Los estudios sugieren que M. whitei puede ser similar a Viagra en que aumenta lo siguiente:

El deseo sexual

La motilidad del esperma humano

Los niveles de testosterona

El óxido nítrico y las erecciones.

De hecho, incluso hay una bebida llamada "Vino Mulondo" que usa M. whitei como ingrediente. Se considera un afrodisíaco debido a la evidencia de que aumenta la libido, la potencia y el placer sexual. Los estudios en ratones sugieren que su toxicidad es muy baja.

La especie es ampliamente utilizada en la medicina tradicional como antiácido, contra la indigestión, es galactogoga, y como tónico y estimulante del apetito. Las infusiones de la raíz se usan contra la anorexia, como analgésico y para el estrés. Las raíces se emplean como afrodisíaco y para el tratamiento de la disfunción eréctil.

MUSLI (*chlorophytum borivilianum*)

En ratas, Clorophytum borivilianum aumentó el recuento de espermatozoides hasta en un 28%. El recuento de espermatozoides aumenta aún más con dosis que varían de 125 mg / kg a 250 mg / kg. Después de 60 días de 250 mg / kg de extracto de extracto, el recuento de espermatozoides aumentó hasta un 150%.

El aumento de la erección del pene sugiere una intervención basada en óxido nítrico. La acción afrodisíaca marcada, el aumento de la libido, el vigor sexual y la excitación sexual también fueron reportados.

Chlorophytum Borivilianum mejora la condición del paciente mediante la realización de las siguientes funciones:

Produciendo efecto citotóxico sobre las dos líneas celulares del cáncer de colon humano.

Bajando el nivel de corticosterona en suero.

Disminuyendo la hipertrofia de la glándula suprarrenal.

Mejorar las úlceras.

Aumentando la eliminación de radicales libres.

Estimulando la función autoinmune.

Aumentando la libido, el vigor sexual y la excitación sexual.

NUEZ MOSCADA (*Myristica fragrans*)

El grano seco de semillas ampliamente ovoides de Myristica fragrans (Nuez moscada) de la familia Myristicaceae, se ha mencionado en la medicina Unani por ser de valor en el tratamiento de los trastornos sexuales masculinos. Se encontró que la administración de extracto etanólico al 50% de una dosis única dio como resultado el aumento en el rendimiento de apareamiento de los ratones.

Su fuerte aroma la hace idónea como aromatizante en licorería y guisos. También se le reconocen propiedad como carminativa, estimulante general, antiséptica y como reforzador de las defensas. Es útil para diversas patologías del aparato digestivo, como dispepsias, gases, colitis espasmódicas e infecciones gástricas. Es un poderoso estimulante uterino y por ese motivo se emplea en las amenorreas y para estimular las contracciones en el parto.

Otros usos:

Externamente se aplica para calmar el dolor de muelas, junto con el clavo de olor. Solamente debe usarse para aromatizar comidas y en bebidas en dosis pequeñas, ya que en infusión es muy fácil sobrepasar la dosis y dar lugar a intolerancias.

POLEN

Su riqueza alimenticia es tal que solamente 100 gramos de polen equivalen en aminoácidos esenciales a 500 gramos de carne de vaca o 30 huevos, a lo que hay que añadir que tanto su valor biológico, como su Utilidad Neta, son superiores a los demás alimentos procedentes de mamíferos.

Es fácil comprobar también la gran riqueza en azúcares, los cuales llegan a constituir el 85% del total, siendo éstos de fácil y rápida asimilación, en parte por estar unidos a sustancias claves para su metabolismo, como son la vitamina B-1 y el calcio.

Aplicaciones

Acción afrodisíaca eficaz y continuada, especialmente en el varón. Aumenta la cantidad de semen y la potencia eréctil. Hay estudios que demuestran que también mejora la fertilidad, tanto en número de espermatozoides como en su calidad.

Tratamiento de las prostatitis y la hipertrofia prostática. Unido a ciertas normas dietéticas y controlando las posibles infecciones urinarias, los enfermos se ven pronto libres de las molestias en la micción y al sentarse, prueba inequívoca que la inflamación ha remitido. Es imprescindible tomar una dosis alta en ayunas, al levantarse, resultando conveniente unirlo a las pipas de calabaza.

Acción antidepresiva importante, sin efectos secundarios, aunque de acción algo lenta. No posee efectos sedantes ni euforizantes y es compatible con cualquier otro tipo de medicación.

Efecto energético importante gracias a sus azúcares de absorción inmediata.

Tratamiento rejuvenecedor, no solamente por la aportación de tanta cantidad de nutrientes, sino por la combinación equilibrada de todos ellos.

Es una ayuda para casos crónicos de anemia.

Potenciación de la memoria y la capacidad de concentración.

Para los atletas por su efecto anabolizante inocuo y su gran poder energético.

Aumento del apetito.

Ligero efecto normotensor, especialmente en casos de tensión arterial alta.

Efecto antibiótico en enfermedades broncopulmonares.

Prevención de adenomas prostáticos.

Mejoramiento de hemorroides y varices.

Mejoría del asma bronquial de tipo alérgico.

Aporte de nutrientes esenciales para embarazadas, lactantes y niños con poco desarrollo.

Mejora de la visión en lugares oscuros.

Estabilización de los trastornos psíquicos menores, como la ansiedad, el estrés, y el nerviosismo.

PYCNOGENOL

El Pycnogenol, es un extracto acuoso extraído de la corteza de un tipo específico de pino en el suroeste de Francia, el pino marítimo (Pinus pinaster).

La corteza de pino está cargada de antioxidantes y otros fitoquímicos notables y posee amplio reconocimiento mundial, incluida su capacidad para aumentar la fuerza eréctil.

Uno de los efectos es su alta capacidad para controlar los niveles de azúcar en sangre. En un reciente estudio, dos investigadoras de la Universidad de Wurzburgo (Alemania) han demostrado que este extracto es capaz de inhibir una enzima (la alfa glucosidasa, relacionada con la absorción de glucosa a nivel intestinal), 190 veces más que los fármacos sintéticos utilizados para el control de la glucosa en sangre.

"El extracto podría permitir tratar más casos de diabetes y de manera más rápida y eficaz que los medicamentos actuales", afirman las investigadoras alemanas. Mientras tanto, el Dr. Peter Rohdewald, de la Universidad de Munster (Alemania), ha observado otra propiedad interesante del pycnogenol: su capacidad para disminuir los sofocos y otros síntomas menopáusicos.

En segundo lugar, un estudio reciente mostró que los pacientes que toman 200 mg de Pycnogenol por día durante solo cinco días, reducen varios marcadores clave de la inflamación como las enzimas COX-1 y COX-2. Vale la pena señalar que la inhibición de la COX-2 fue el objetivo del medicamento AINE Vioxx que fue retirado del mercado por Merck: causó daño cardiovascular a alrededor de 140.000 adultos mayores por el aumento en la retención de líquidos y ocasionar hipertensión. Muchas de estas personas podrían haber tomado Pycnogenol, que ahora es un combatiente de la osteoartritis clínicamente probado. En un estudio, 156 pacientes con osteoartritis de rodilla recibieron 100 mg de Pycnogenol durante tres meses y experimentaron una reducción promedio del 56% en los síntomas, incluida la reducción del dolor, la capacidad mejorada para hacer ejercicio y la disminución del edema.

En tercer lugar, no solo Pycnogenol no causa efectos secundarios, pues realmente reduce la presión arterial según un estudio aleatorizado, doble ciego, controlado con placebo realizado en pacientes levemente hipertensos. No está mal recordar que la hipertensión arterial, es una de las principales causas de la Disfunción Eréctil, por lo que esta es otra forma en que el pycnogenol combate los problemas de erección.

En cuarto lugar, a veces la insuficiencia venosa es una de las causas principales de la disfunción eréctil. Un estudio encontró que el 12% de los pacientes tenían insuficiencia venosa y que el Pycnogenol es de gran ayuda para aquellos casos avanzados. Se recomiendan 150 mg diarios.

RHODIOLA (*Rhodiola rosea*)

La Rhodiola rosea es una planta extraordinaria que cuenta con una amplia y variada historia de usos. Fortalece el sistema nervioso, combate la depresión, mejora la inmunidad, eleva la capacidad para hacer ejercicio, mejora la memoria, ayuda a la reducción de peso y aumenta la función sexual. Durante mucho tiempo ha sido conocido como un potente adaptógeno.

La evidencia ha demostrado que es útil en:

Estrés

La administración de Rhodiola rosea parece afectar los niveles de monoaminas centrales, también podría ofrecer beneficios y ser el adaptógeno de elección en condiciones clínicas caracterizadas por un desequilibrio de las monoaminas del sistema nervioso central.

Psicopatologías

Esto es consistente con las reivindicaciones rusas para mejoras en la depresión y la esquizofrenia.

Enfermedades autoinmunes

También sugiere que es eficaz en la fibromialgia y el síndrome de fatiga crónica, entre otros.

Astenia

También ha habido afirmaciones de que esta planta tiene gran utilidad como terapia en la astenia, disminución en el rendimiento laboral, trastornos del sueño, falta de apetito, irritabilidad, hipertensión, dolores de cabeza y fatiga, incluso la gripe y otras exposiciones virales e infecciosas.

La recuperación muscular

La Rhodiola se ha demostrado que reduce el tiempo de recuperación después de entrenamientos prolongados, aumenta la capacidad de atención, la fuerza y la acción antitóxica. El extracto de Rhodiola rosea aumenta el nivel de enzimas, ARN y proteínas importantes para la recuperación muscular después del ejercicio exhaustivo. También estimula el estado de la energía muscular, la síntesis de glucógeno en los músculos y el hígado, la síntesis de proteínas musculares y la actividad anabólica.

Memoria

Los estudios que utilizan pruebas de corrección de pruebas han demostrado que mejora la memorización y la capacidad de concentración durante períodos prolongados.

Se aumenta la actividad bioeléctrica del cerebro que mejora la memoria y la energía.

Problemas cardíacos

También ha demostrado ser eficaz para los problemas cardíacos causados o agravados por el estrés. Su acción para estas condiciones es su capacidad para disminuir la cantidad de catecolaminas y corticosteroides liberados por las glándulas suprarrenales durante el estrés. Regula los latidos del corazón y contrarresta las arritmias cardíacas.

Cáncer

Se ha demostrado que aumenta la actividad anti-tumoral. De acuerdo con la información de los investigadores rusos, han encontrado que la administración oral de Rhodiola inhibía los crecimientos tumorales en ratas en un 39% y la disminución de la metástasis en un 50%. En otros experimentos con diferentes tipos de cáncer, incluyendo los adenocarcinomas, el uso de extractos de Rhodiola rosea dio como resultado un aumento de la tasa de supervivencia significativa.

Sistema Inmunológico

Estimula y protege el sistema inmunológico mediante el restablecimiento de la homeostasis (equilibrio metabólico) en el cuerpo. También aumenta las células asesinas naturales (NK) en el estómago y el bazo. Esta acción puede ser debido a su capacidad para normalizar las hormonas mediante la modulación de la liberación de glucocorticoides en el cuerpo.

Depresión

En estudios con animales, parece mejorar el transporte de precursores de la serotonina, triptófano, y 5-hidroxitriptófano en el cerebro. Ha sido utilizada por sí sola o en combinación con antidepresivos científicos rusos para aumentar su estado mental.

Disfunción eréctil

A lo largo de los años se ha demostrado que mejora sustancialmente la disfunción eréctil y / o la eyaculación precoz en los hombres y normaliza el líquido prostático.

Otros Beneficios

Muchos otros beneficios derivados del uso de Rhodiola se han encontrado, incluida su capacidad para mejorar la audición, para regular los niveles de azúcar en sangre para los diabéticos y proteger al hígado de las toxinas ambientales.

Se ha demostrado que activa los procesos lipolíticos (descomposición de las grasas) y moviliza los lípidos a partir del tejido adiposo contribuyendo a la reducción de peso.

También puede mejorar clínicamente la función tiroidea sin causar hipertiroidismo, mejorar la función de la glándula timo y proteger o retrasar la involución que se produce con el envejecimiento.

Puede mejorar las reservas de la glándula suprarrenal sin causar hipertrofia.

En resumen

Amenorrea, astenia, cáncer, problemas cardíacos, los resfriados y la gripe, debilidad, depresión, mejora la tiroides y la función de la glándula del timo y el sistema inmune, fatiga, dolores de cabeza, hipertensión, mejora la audición y la función sexual.

El aumento de la capacidad de atención, el rendimiento mental, el estado de alerta y la memoria, la capacidad de ejercicio físico, la fuerza y la movilidad.

El insomnio, el mantenimiento de los niveles de energía, la eyaculación precoz, la prevención del daño cardiaco inducido por el estrés, protege el hígado de las toxinas ambientales, la recuperación muscular es más rápida, regula los niveles de azúcar en la sangre para los diabéticos, SAD (trastorno afectivo estacional), esquizofrenia, disfunción sexual (hombres), estrés, erecciones débiles.

Efectos secundarios

Tiene pocos efectos secundarios, sin embargo, algunas personas han manifestado un aumento de la presión arterial.

Puede diluir la sangre, por lo que hay que dejarla de utilizar antes de la cirugía y consultar al médico si está tomando medicamentos anticoagulantes como Sintrom o suplementos como la vitamina E.

SAW PALMETTO *Palma enana (Sabal)*

La actividad farmacológica principal del extracto de Saw Palmetto es la inhibición de la enzima 5a Reductase y la consiguiente reducción de la hormona DHT, causante en gran medida de la inflamación de la próstata, uretra y la alopecia o calvicie.

Saw Palmetto tiene una específica acción desinflamatoria sobre la próstata y la uretra disminuyendo considerablemente los malestares y permitiendo la permanencia del deseo sexual.

Se recomienda el uso del Saw palmetto en varones mayores de 40 años con objeto de mantener y prevenir problemas de próstata.

Algunos síntomas relacionados con la HBP son:

- Dificultades para orinar
- Dificultades para iniciar la micción.
- Chorro más débil.
- Retención urinaria.
- Necesidad de orinar más seguido.
- Despertarse varias veces en la noche para orinar.
- Eyaculación prematura.
- Goteo de orina al acabar.
- Eyaculación dolorosa.
- Dolores de espalda.
- Dolores de testículos.

La Sabal serrulata (SAW PALMETTO) es una hierba muy usada en Europa en el tratamiento de la Hiperplasia Prostática Benigna, y aunque no incrementa directamente la libido o promueve la función sexual, puede en algunos casos, mitigar la progresión de dicho mal. Los hombres que tienen la próstata hinchada tienen problema con las erecciones y la liberación de orina.

TONGKAT ALI (*Eurycoma longifolia*)

Se trata de una planta con flores de la familia Simaroubaceae, nativa de Indonesia, Malasia y, en menor medida, Tailandia, Vietnam y Laos. Se ha ganado notoriedad como un símbolo del ego y la fuerza del hombre por parte de los hombres de Malasia, ya que aumenta la virilidad masculina y la destreza sexual durante las actividades sexuales.

Los extractos de butanol, metanol, agua y cloroformo de las raíces fueron estudiados usando varias pruebas de potencia en ratas machos. Los resultados mostraron que produjo un aumento significativo, recurrente y dependiente de la dosis, en los episodios de reflejos peneanos, como lo demuestran los incrementos en volteos rápidos, volteos largos y erecciones de las ratas macho tratadas durante el período de observación de 30 minutos. Estos resultados proporcionan evidencia adicional de que E. longifolia aumenta la actividad de la potencia afrodisíaca en animales tratados.

En otro estudio se evaluó el efecto afrodisíaco en ratas macho no copuladoras utilizando una jaula eléctrica. Se observó una disminución del tiempo de vacilación de las ratas macho no copulantes, durante todo el período de investigación. Además, poseía un aumento transitorio en el porcentaje de ratas macho que respondían a la presencia de una hembra. Por lo tanto, este estudio presta más apoyo al uso de la planta por poblaciones indígenas como una medicina tradicional por su propiedad afrodisíaca.

Otro estudio mostró que aumentó la eficacia del músculo anular y el músculo de elevación, en comparación con el control (no tratado) en las ratas macho intactas sin castrar y en las ratas macho intactas castradas estimuladas con testosterona. Por lo tanto, el efecto proandrogénico como se muestra en este estudio, respalda el uso tradicional de esta planta como afrodisíaco.

Usos

En Malasia las raíces son cocidas como té con una dosis estándar de 20 gramos, aunque los atletas pueden tomar altas dosis. Cocer como mínimo 30 minutos para desprender los alcaloides.

No se debe emplear en casos de enfermedades vasculares y de corazón, alta presión, cáncer de pecho, de próstata, problemas de riñones, hígado, apnea al dormir o diabetes.

TRÍBULUS (*Tríbulus terrestris*)

Tribulus terrestris es una planta con flor perteneciente a la familia Zygophyllaceae, nativa de las regiones cálidas templadas y tropicales. La administración de TT a humanos y animales mejora la libido y la espermatogénesis. Se investigó la influencia del extracto de T. terrestris en el metabolismo de los andrógenos en hombres jóvenes y los hallazgos del estudio

118

predicen que las saponinas esteroideas de T. terrestris no poseen propiedades directas ni indirectas de aumento de andrógenos.

También se encontró que aumenta los niveles de testosterona, hormona luteinizante, dehidroepiandrosterona y dehidrotestosterona. Los tejidos del cuerpo cavernoso obtenidos de conejos blancos después del tratamiento con TT, se analizaron in vitro con diversos agentes farmacológicos y estimulación del campo eléctrico y se encontró que tiene un efecto proeréctil. Un estudio de Gauthaman mostró la propiedad de liberación de andrógenos del extracto de TT y su relación con el comportamiento sexual y la presión intracavernosa utilizando ratas castradas.

Resumidamente, estos son sus efectos:

Aumento del nivel de testosterona.

Aumento del nivel de andrógenos adrenales en ambos sexos.

Aumento del nivel de la hormona luteinizante (LH).

Aumento de los niveles de DHEA en varones.

Mejora del deseo sexual hipoactivo en las mujeres.

Factor de fertilidad por trastornos ováricos.

Aumento de la masa muscular.

Sensación de bienestar.

Estimulación del sistema inmune.

Aumento del número de hematíes y hemoglobina.

119

Estimulación de las células germinativas de los testículos y las de Sertoli, aumentando las espermatogonias, espermatocitos y espermátides (productores de espermatozoides), sin alterar los túbulos seminíferos.

Como notas adicionales, hay que señalar que no tiene efectos virilizantes en mujeres, pero se considera doping para el deporte y puede aumentar los niveles del PSA prostático.

YOHIMBINA (*Pausinystalia yohimbe*)

La Pausinystalia yohimbe de la familia Rubiaceae, es un árbol de hoja perenne originario de África Occidental, también presente en Asia. Es la única hierba que figura en la referencia del índice del médico desde hace ya 75 años, como un tratamiento aceptado para la disfunción eréctil masculina. Fue mencionada como "viagra herbal" en la edición de febrero de 1999 de Environmental Nutrition In Europe.

Se cree que Yohimbe es eficaz para tratar la disfunción eréctil, principalmente debido a su capacidad para estimular el flujo sanguíneo al dilatar los vasos sanguíneos, lo que ayuda a lograr erecciones.

Otra forma en que Yohimbe se relaciona con la impotencia es que aumenta la producción de norepinefrona en el cuerpo, que es esencial en la formación de erecciones. Los estudios han demostrado que esta hierba puede restaurar la potencia incluso a pacientes diabéticos y cardíacos que padecían impotencia debido principalmente a sus enfermedades. También se cree que actúa como un estimulante para los ganglios del nervio pélvico y para aumentar el suministro de adrenalina a las terminaciones nerviosas. Eso lleva a un aumento en la sensación sexual, tanto en hombres como en mujeres.

En un estudio sobre 29 mujeres que completaron el tratamiento, 16 lograron alcanzar el orgasmo y pudieron eyacular durante la masturbación o las relaciones sexuales. Otras tres alcanzaron el orgasmo, pero solo con la estimulación adicional de un vibrador. Los efectos secundarios no fueron suficientes para provocar que las personas dejen de recibir tratamiento.

Durante los últimos 70 años, las personas han usado la yohimbina como un tratamiento para la DE porque se cree que:

Activa los nervios del pene para liberar más óxido nítrico.

Amplia los vasos sanguíneos para aumentar el flujo de sangre en el pene.

Estimula el nervio pélvico e impulsa el suministro de adrenalina.

Aumenta el deseo sexual, mayormente en mujeres.

Prolonga las erecciones.

Un estudio encontró que el 14 por ciento del grupo que fue tratado con yohimbina tuvo erecciones por completo, el 20 por ciento tuvo alguna respuesta y el 65 por ciento no tuvo ninguna mejoría. Otro estudio encontró que 16 de 29 hombres pudieron alcanzar el orgasmo y eyacular después de completar su tratamiento.

Se muestra que una combinación de yohimbina y L-arginina mejora significativamente la función eréctil en personas con DE. Evite tomar L-arginina con Viagra, nitratos o cualquier medicamento para la presión arterial alta.

Dosificación

En los ensayos, los participantes recibieron alrededor de 20 miligramos de yohimbina por día.

Mientras que las pruebas han mostrado resultados positivos, los efectos sobre la adrenalina pueden causar efectos secundarios que incluyen:

Dolores de cabeza

Transpiración

Agitación

Hipertensión.

ZAPOTE BLANCO (*Casimiroa edulis*)

El extracto de semilla, así como las hojas, de Casimiroa edulis pertenece a la familia Rutaceae y se consume en muchas partes del mundo, incluyendo América Central y Asia, como un afrodisíaco. Las acciones del extracto acuoso de las semillas sobre el comportamiento sexual, demostró que se puede utilizar como terapia alternativa para restaurar funciones sexuales probablemente a través de un modo de acción neurogénica.

Se ha utilizado ancestralmente para el control de la hipertensión arterial, pues contiene sustancias con acción vasodilatadora, diurética, antidepresiva y relajante.

Los experimentos proporcionan evidencia preliminar de que el extracto acuoso de semilla de casimiroa edulis posee actividad afrodisíaca y puede ser utilizado como terapia alternativa para restaurar funciones sexuales, probablemente a través de un modo de acción neurogénica.

CAPÍTULO 13

OTROS TRATAMIENTOS ALTERNATIVOS

Masaje prostático

Los médicos masajean los tejidos en y alrededor de la ingle para promover el flujo de sangre a su pene. Hay estudios limitados sobre la eficacia de este tipo de masaje.

Acupuntura

La acupuntura puede ayudar tratar la DE psicológica, aunque los estudios son limitados y no concluyentes. Es probable que necesite varias sesiones antes de comenzar a notar cualquier mejora.

Ejercicios del músculo del suelo pélvico

Un pequeño estudio de 55 hombres vio mejoría de la función del pene después de tres meses de ejercicios regulares de los músculos del suelo pélvico, y después de seis meses, el 40 por ciento de los hombres habían recuperado la función eréctil normal.

Los ejercicios de Kegel son un ejercicio simple que puede usar para fortalecer los músculos del piso pélvico. Así es como se hace:

Para comenzar, hay que dejar de orinar a medio camino. Los músculos que usan para hacer esto son los músculos del piso pélvico. Los testículos también se elevarán cuando se contraen estos músculos.

Ahora que ya sabemos dónde están estos músculos, hay que controlarlos durante 5 a 20 segundos. A continuación, soltar.

Repetir este ejercicio 10 a 20 veces seguidas, tres o cuatro veces al día.

Cambios en el estilo de vida y dieta

Los hábitos de estilo de vida saludable pueden prevenir la DE y, en algunas situaciones, revertir la condición:

Hacer ejercicio regularmente.

Mantener una presión arterial baja.

Comer una dieta equilibrada y nutritiva.

Mantener un peso saludable.

Evitar el alcohol y los cigarrillos.

Reducir el estrés.

La disfunción eréctil suele estar relacionada con problemas en el flujo sanguíneo, por lo que mantener la salud de los vasos sanguíneos a través del ejercicio y una dieta saludable puede ayudar a reducir el riesgo de desarrollar una disfunción eréctil.

Control de los medicamentos

En algunos casos, los medicamentos usados para tratar otras condiciones pueden causar ED. Hay que hablar con el médico acerca de los medicamentos que se están tomando y si podrían estar causando los síntomas. Puede haber otros medicamentos que se pueden cambiar.

Dispositivos y cirugía

Dispositivo de vacío

Un cilindro de plástico externo y una bomba de vacío extraen sangre al pene y provocan una erección. A veces, los hombres necesitan colocar un anillo elástico alrededor de la base del pene para evitar que la sangre fluya de regreso al cuerpo.

Implantes

Los implantes de pene (tipos rígidos o inflables) se usan para pacientes poco frecuentes que no responden bien a otros tratamientos.

Cirugía vascular

Los hombres jóvenes que tienen un problema con el flujo de sangre en el pene a veces pueden necesitar cirugía para corregir el problema.

Finalmente... hay tantas posibilidades y alternativas en la relación sexual que porqué concentrarse exclusivamente en la penetración. Ese acto es necesario para la fecundación, pero no es imprescindible para amar y disfrutar del cuerpo de otra persona. Es la guinda de una buena comida, pero no es la comida en sí misma.

Disfruten del amor.